朱琏针灸治疗项痹病诊疗方案推广项目指定用书

项痹病

中医治疗策略

吴海标　李绪贵　陈永斌／主编

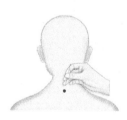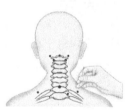

U0397124

广西科学技术出版社

图书在版编目（CIP）数据

项痹病中医治疗策略 / 吴海标，李绪贵，陈永斌主编 . —南宁：广西科学技术出版社，2021.7（2023.12 重印）

ISBN 978-7-5551-1636-3

Ⅰ . ①项… Ⅱ . ①吴… ②李… ③陈… Ⅲ . ①颈椎—脊椎病—中医治疗法 Ⅳ . ① R274.915

中国版本图书馆 CIP 数据核字（2021）第 134116 号

XIANGBIBING ZHONGYI ZHILIAO CELüE

项痹病中医治疗策略

吴海标　李绪贵　陈永斌　主编

组　　稿：池庆松	装帧设计：韦娇林
责任编辑：丘　平	责任印制：韦文印
责任校对：冯　靖	

出 版 人：卢培钊

出版发行：广西科学技术出版社

社　　址：广西南宁市东葛路 66 号　　　　邮政编码：530023

网　　址：http://www.gxkjs.com

经　　销：全国各地新华书店

印　　刷：北京虎彩文化传播有限公司

开　　本：787mm×1092mm　1/16

字　　数：210 千字　　　　　　　　　　印　　张：15

版　　次：2021 年 7 月第 1 版

印　　次：2023 年 12 月第 2 次印刷

书　　号：ISBN 978-7-5551-1636-3

定　　价：60.00 元

朱琏针灸治疗项痹病诊疗方案推广项目指定用书

《项痹病中医治疗策略》编写委员会

指　　导　　韦立富　　潘小霞

主　　编　　吴海标　　李绪贵　　陈永斌

副　主　编　　黎　芳　　陈丽容　　王煜言

编　　委　　陈明明　　陈　洁　　陈仁年　　马　玲　　何　玮

　　　　　　黄卫强　　黄　科　　李卓洲　　李雅彦　　李丹红

　　　　　　李雨芹　　潘小霞　　邱昌奇　　石　磬　　石世梁

　　　　　　韦立富　　王　瀚　　张沥月　　周文功　　钟朝培

内容简介

　　本书以颈部的解剖、生理和病理学为基础，结合项痹病朱琏针灸诊疗方案的推广应用经验，系统阐述中医项痹病概念内相关的几种颈部疾病的致病机理，并详细论述其临床表现、分型、体格检查、影像学诊断和治疗。其中，突出阐述中医外治的临床实践，详细介绍了目前常用于项痹病治疗的几种中医外治技术，尤其是朱琏针灸技术在项痹病治疗中的具体运用，同时还结合全国名老中医韦立富的相关医案及诊疗记录，并附有相关按语及说明。本书是编者多年的临床经验总结，可作为项痹病临床诊治与研究的指导工具书，也可供相关专业的临床医师及医学院校的师生参考使用。

目录

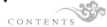

CONTENTS

第一章 项痹病概论 / 001

第一节 项痹病病名源流 / 002

第二节 项痹病的病因、病机 / 004

第三节 项痹病与经络关系 / 009

第四节 项痹病的传统治法 / 019

第二章 颈项部解剖 / 027

第一节 颈项部层次结构 / 027

第二节 颈椎的特点 / 032

第三节 颈椎关节 / 033

第四节 颈椎相关韧带 / 034

第五节 颈项部肌群 / 035

第六节 颈椎相关神经 / 037

第七节 颈椎相关血管 / 040

第三章 颈部物理检查 / 041

第一节 一般体格检查 / 041

第二节 颈部神经功能检查 / 044

第四章　颈部影像学检查 / 049

第一节　常用的检查 / 049

第二节　颈椎相关疾病的影像检查特点 / 051

第五章　颈部定位诊断 / 057

第六章　中医外治疗法简介 / 061

第一节　针灸疗法简介 / 061

第二节　浮针疗法简介 / 080

第三节　手法推拿治疗 / 086

第四节　拔罐疗法与刺络放血 / 092

第五节　中药烫熨治疗 / 100

第六节　颈椎牵引 / 103

第七节　颈部康复训练 / 113

第七章　项痹病临床常见病种的诊治 / 126

第一节　颈肌筋膜炎 / 126

第二节　颈椎病 / 130

第三节　颈部外伤综合征 / 153

第四节　颈椎小关节错缝 / 158

第五节　颈椎类风湿性关节炎 / 162

第六节　颈韧带钙化症 / 177

第七节　颈椎手术后遗症 / 187

第八章　医案选读 / 195

后记 / 229

第一章　项痹病概论

项痹病，这是一个中医病名，取其意为项部之痹症。中国古代并无"项痹"这一疾病名称，是现代中医学者对这一类疾患或病症的概括，是为了方便与西医病名进行对照研究而新发明的一个中医名词。国家标准《中医临床诊疗术语 疾病部分》（GB/T 16751.1—1997）将项痹定义为：因长期低头工作、年老正虚、经气不利等所致。以项部经常疼痛麻木，连及头、肩、上肢，并可伴有眩晕等为主要表现的肢体痹病类疾病。这里面有两个关键名词"项部"和"痹病类"，分别是指病位和症状性质而言。可见，项痹不是特指一种疾病的病名，而是一类病位相近、症状类似的综合病症的概括。它相当于西医学的颈椎病（颈椎综合征），但二者之间又不能完全等同。颈椎病主要是因颈椎间盘的退行性病变所导致的系列症状，而项痹除此之外，还包含了因外伤、关节错缝、风湿或类风湿等因素所导致的颈椎关节及肩、肘、手关节的疼痛和麻木等综合症状。中医的"痹病类"范畴同样较为广大，光是项部就包含有筋痹、肌痹、骨痹等不同的痹病，同时还涉及痉病、痿症、项背痛等不同病症的论述。正因为"项部""痹病类"疾病的范围较大，在我国现行的中医病症诊断疗效标准里并没有设立"项痹病"的描述，而现在可以查询到关于"项痹病"的疾病诊断及症候分型的规范或依据出处的，是由国家中医药管理局于2010年出版的《22个专业95个病种中医诊疗方案》，但即便如此，其关于"项痹病"部分的描述基本是参考及沿用中医病症诊断疗效标准里颈椎病部分的内容而定。基于目前没有标准全面系统地描述"项痹病"，本章就"项痹"的病名源流、病因病机、经络关系及传统治法等在中医书籍记载的内容分别做扼要的概述。

第一节　项痹病病名源流

项痹病在古代医籍中的病名有很多种，以项强痛为主要症状特点的病名就有"头项痛""颈强痛""颈筋急""颈痛""项背强""颈项强""项似拔""风伤项急"等。众所周知，颈部和项部不是一个概念，现代所说"颈"，是指脖颈，古人把脖颈分为前后两部分来称呼，脖颈喉管的前面称为"颈"，后面称为"项"。项部是指头下肩上部位的后部，即自枕骨至第七颈椎间的部分。颈部和项部可以单独发病，也可以合而为病。

项强痛是项痹病的主要症状，是指项部肌肉筋脉牵强拘急疼痛，古代文献中早期常以此症状来称呼该病。早在《阴阳十一脉灸经》中就论有项痛，其曰："足巨阳之脉……其所产病头痛，耳聋，项痛。"《素问·至真要大论》曰："阴痹者，按之不得，腰脊头项痛，时眩，大便难"，"太阴之胜，火气内郁，疮疡于中，流散于外，病在胠胁，甚则心痛，热格，头痛喉痹项强"，"岁太阴在泉，草乃早荣，湿淫所胜，则埃昏岩谷，黄反见黑，至阴之交。民病饮积，心痛，耳聋，浑浑焞焞，嗌肿喉痹，阴病血见，少腹痛肿，不得小便，病冲头痛，目似脱，项似拔，腰似折，髀不可以回，腘如结，腨如别"。《素问·刺热》曰："身热，热争则项痛而强。"《灵枢·杂病》曰："项痛不可俛仰。"《灵枢·经筋》曰："手太阳之筋……其病小指支，肘内锐骨后廉痛，循臂阴，入腋下，腋下痛，腋后廉痛，绕肩胛引颈而痛……颈筋急则为筋瘘颈肿，寒热在颈者。"晋代皇甫谧所撰的《针灸甲乙经》曰："头项痛，咽肿不可咽"，"肩痛不能自举，汗不出，颈痛"。东汉张仲景的《伤寒论》曰："太阳之为病，脉浮，头项强痛而恶寒。"宋代王执中的《针灸资生经》曰："寒热风痹，项痛肩背急。"宋代王怀隐的《太平圣惠方》曰："伤风项强，耳鼻俱塞。"宋代许叔微的《普济本事方》曰："筋急项强，不可转侧。"金代李杲曰："脊痛项强，腰似折，项似拔者，此足太阳经不通行。"明代戴思恭的《证治要诀》曰："人多有挫闪，及久坐并失枕，而致项强不可转移者"，"颈痛，非是风邪，即是气挫，亦有落枕而成痛者。"明代高叔宗（原刻）的《丹溪治法心要》曰："项强，不能回顾。"明代龚信的《古今医鉴》曰："头项强急，筋痛。"清代刘恒瑞的《经历杂论》中论有"头项痛"。清代冯兆张的《冯氏锦囊秘录》曰："有闪挫及失枕而项强痛者。"另外，《圣济总录》《奇效良方》《赤水玄珠》《证治准绳》《类证治裁》等均论及项强。

颈部和项部疼痛或强急同现，涉及该内容的文献也不在少数。《素问·骨空论》曰："大风颈项痛，刺风府。"《灵枢·五邪》曰："肩背颈项痛，时眩。"汉代张仲景的《金匮要略》曰："病者，身热足寒，颈项强急。"《针灸资生经》曰："颈项强，腰脊不可俯仰。"《妇人大全良方》专门提到"颈项强痛"，曰："颈项强急，腰身反张如中风状。"明代李梴的《医学入门》曰："痰热客太阳，颈项强。"《证治准绳》也有"颈项强痛"专论，曰："颈项强急之证，多由邪客三阳经也。"《百代医宗》《杂病源流犀烛》也有关于"颈项强痛"的论述。元代危亦林的《世医得效方》曰："风寒湿气交互为病，颈项强直，或半身偏疼，或复麻痹。"丹波元坚（日本人）《杂病广要》论有"颈项强直"，清代的《傅青主男科》也论有"颈项痛"等。

项痹病还有"臂厥""骨痹""肩似拔""痉病""筋痹""颈肿""项肿""眩晕"等记载，如《阴阳十一脉灸经》曰："臂钜阴脉……是动则病，心滂滂如痛，缺盆痛，甚则交两手而战，此为臂厥。"《素问·逆调论》中记载有"骨痹，是人当挛节也"。《灵枢·经脉》中记载有"不可以顾，肩似拔，臑似折……颈、颔、肩、臑、肘、臂外后廉痛"。《素问·痹论》曰："痹在于骨则重，在于脉则血凝而不流，在于筋则屈不伸，在于肉则不仁。"《针灸甲乙经》曰："颈肿不可以顾，头项急痛。"《金匮要略·痉湿暍病篇》曰："太阳病，发热无汗，反恶寒者，名曰刚痉。太阳病，发热汗出而不恶寒，名曰柔痉。"宋代杨士瀛的《仁斋直指附遗方论》曰："酒家之府多为项肿臂痛。"《证治准绳》曰："足阳明之脉，所生病者，颈肿"，"手阳明之脉，是动则病颈肿"。《灵枢·大惑论》云："故邪中于项，因逢其身之虚，其入深，则随眼系以入于脑。入于脑则脑转，脑转则引目系急，目系急则目眩以转矣。"

可见，项痹病的病名是由颈项强痛演化而来，经历代医家不断补充，内容日趋丰富，并逐步形成体系及规范。据考证，明代王肯堂的《证治准绳》在"诸痛门"中就专门列有"颈项强痛",并进行系统论述。发展至近现代,国医大师娄多峰在《痹证治验》中以"颈项部痹症"统称以往的颈项部僵硬疼痛之症,以规范该病。娄玉钤则在《娄多峰论治痹病精华》中概括称之为"颈项痹病",系统论述包括项痹、项背痹、颈痹等病症,第一次明确提出了"项痹"的概念,并最终由国家中医药管理局收录进《中医临床诊疗术语 疾病部分》(GB/T 16751.1—1997)中。"颈痹"还被收录进《中医临床诊疗术语 第 1 部分:疾病》(修订版),见国中医药医政发〔2020〕3 号文件。

第二节　项痹病的病因、病机

中医古籍中关于项痹病病因、病机的论述较为详尽,大致可分为外邪侵袭、气血痹阻、经脉阻滞、脏腑相关、劳损及外伤这几类。

一、外邪侵袭学说

中医认为颈项部痹痛为风、寒、湿三邪侵袭局部所致,并根据邪气不同将颈项痹痛分类为行痹、痛痹、着痹等。如先秦时《素问·痹论篇》提到:"风寒湿三气杂至合而为痹也。其风气胜者为行痹,寒气胜者为痛痹,湿气胜者为着痹也","痛者,寒气多也,有寒故痛也。"《素问·至真要大论》中也提到:"诸痉项强,皆属于湿","湿淫所胜,则埃昏岩谷,黄反见黑,至阴之交。民病饮积心痛,耳聋,浑浑焞焞,嗌肿喉痹,阴病血见,少腹痛肿,不得小便,病冲头痛,目似脱,项似拔"。《儒门事亲》中有记载,"痹病以湿热为源,风寒为兼,三气合而为痹",并提出湿热痹病的观点。《伤寒论》曰:"太阳之为病,脉浮,头项强痛而恶寒。"《太平圣惠方》曰:"伤风项强,耳鼻俱塞。"《妇人大全良方》曰:"夫颈项之处,乃属足太阳膀胱之经……先因感风,又感寒湿,致令外证发热恶寒,与伤寒相似。颈项强急,腰身反张如中风状,瘛疭口噤,其身体几几。"金代李杲的《东垣试效方》曰:"足太阳膀胱之脉,所过还出别下项,循肩膊内,挟脊抵腰中,故为病者项如拔,挟脊痛,腰似折,髀不可以曲,是经气虚,则邪客之，痛病生矣。"《证治准绳》云："颈项强急之证，多由邪客三阳经也。寒搏则筋急，风搏则筋弛，左多属血，右多属痰。颈项强急，发热恶寒，脉浮而紧，此风寒客三阳经也。"明代涂绅的《百代医宗》曰："若感风寒湿气，则发热恶寒，颈项强急，腰背反张。"清代李用粹的《证治汇补》曰："肩背头项不可回顾者，风入太阳而气郁也。"沈金鳌《杂病源流犀烛》曰："凡颈项强痛，肝肾膀胱病也，三经受风寒湿邪，则项强。"《经历杂论》曰："因于六淫者，如寒从上受，发为太阳表证，则头项痛。"《灵枢·大惑论》则认为邪气侵袭颈项多因机体正气亏虚，颈项受邪后可导致眩晕发生，如"故邪中于项，因逢其身之虚"。由此可见，风、寒、湿等外邪侵袭颈项部，导致局部经气不利是项痹病尤其是颈痛发作的常见原因。

可见，外感六淫均可引起该病，但以风、寒、湿邪为主，如居处潮湿之地，复感风寒，或风寒湿合邪，邪客足太阳膀胱经脉，循经上犯颈项，经络气血运行不利，脉络阻滞而致痹；或外感风热，风热夹痰，凝于颈项，阻滞经脉，而致项痹。

二、气血痹阻学说

中医认为项痹病的发生与气血不和及气血亏虚相关。气血不和最主要的表现就是气机不畅，痰瘀阻络，古文献有许多项痹病中关于痰的描述。如元代《丹溪心法》记载了疼痛发生的病因、病机与气血不和相关，曰："气血不和而痛，痰积趁逐经络，流注搏于血内，亦然。"宋代陈言的《三因极一病证方论》曰："凡人忽胸背手脚颈项腰膝隐痛不可忍，连筋骨牵引钩痛，坐卧不宁，时时走易不定……此是痰涎伏在心膈上下变为疾。"《仁斋直指附遗方论》曰："酒家之癖，多为项肿臂痛，盖热在上焦，不能清利，故酝酿日久，生痰涎聚饮气，流入于项臂之间，不肿则痛耳。"《医学入门》曰："痰热客太阳，颈项强。"《百代医宗》曰："妇人颈项因怒，寒热作渴，左目紧小，头颈动掉。"《傅青主男科》论"胸背、手足、颈项、腰膝痛"时曰："筋骨牵引，坐卧不得，时时走易不定，此是痰涎伏在心膈上下。"可见，嗜食肥甘，损伤脾胃，脾胃虚弱，水湿内停，聚湿为痰，痰浊上阻颈项，阻遏气血而致痹；或足太阳膀胱经脉郁滞不行，气郁气滞，痰阻经脉，甚则化热化火而致病。

另外，气血两虚、正气不足为项痹病发病的主要内因。《灵枢·百病始生篇》云："风雨寒热，不得虚邪，不能独伤人。卒然逢疾风暴雨而不病者，盖无虚，故邪不能独伤人。此必因虚邪之风，与其身形，两虚相得，乃客其形。两实相逢，众人肉坚。"《灵枢·五变》中有"粗理而肉不坚者，善病痹"的记载，最早提出了易患痹病之人多为体虚之人，且这类人多表现为皮肤纹理粗疏，肌肉不结实。《灵枢·大惑论》云："故邪中于项，因逢其身之虚……入于脑则脑转，脑转则引目系急，目系急则目眩以转矣"，指出外邪入侵颈项部，必然是因为人体正气虚损，并可引发眩晕、双目拘急的症状。《诸病源候论·风病诸候上》中记载了"风四肢拘挛不得屈伸候"的病因，"此由体虚腠理开，风邪在于筋故也。春遇痹为筋痹，则筋屈，邪客关机，则使筋挛。邪客于足太阳之络，令人肩背拘急也。足厥阴，肝之经也。肝通主诸筋，主在春。其经络虚，遇风邪则伤于筋，使四肢拘挛，不得屈伸"，指出体虚之人腠理不闭，风邪入侵足太阳膀胱经，可使人肩背拘挛，此病病位在筋，在脏应肝，多发于春季之时。此为因虚致瘀，因瘀成痹，如王清任《医林改错》指出的"元气既虚，必不能达于血管，血管无气，必停留而瘀"。反过来，疾病本身也可以损气耗血，耗伤正气而致虚，如《素问·调经论》云："寒湿之中人也，皮肤不收，肌肉坚紧，营血泣，卫气去，故曰虚"。《医学原理》中还提到项痹病患者肢体麻木症状的病因、病机与气血亏虚相关，记载了"有气虚不能导血荣养筋脉而作麻者，有因血虚无以荣养筋肉，以至经隧涩而作麻者"。隋代巢元方则在《诸病源候论》中提到项痹病所致的眩晕与血气虚相关，如"风头眩者，由血气虚，风邪入脑"。

可见，气血两虚、正气不足或气血不和，为项痹病发病的主要内因。《素问·刺法论遗篇》中记载了"正气存内，邪不可干"，《素问·评热病论》中记载了"邪之所凑，其气必虚"，而项痹病同样不例外。气乃是人体生命活动的根本动力，人进食五谷以生水谷之气，吐故纳新以生清气，二者相合而为宗气，宗气与先天之气相合则为人气。人气是人体机能活动的综合体现，是抵御病邪的保障，故又称正气。人年轻之时，气血充盛，脏腑功能调和，精神饱满，故而正气十足，抵抗病邪的能力较强，不易生病；而随着年龄的增长，气血渐渐亏虚，脏腑机能失调，精神不充，正气亦随之衰微，不再能发挥其抵御病邪的作用，故项痹病的发病率就会逐渐上升。

三、经脉阻滞学说

项痹病病因、病机的经脉阻滞学说认为，该病与项部经脉因气郁、痰凝、血瘀等病理因素致气血阻滞有关，其中，较多论述的是因太阳经、少阳经或两经受阻相关。如《阴阳十一脉灸经》即论述有足太阳膀胱经阻滞对该病的影响，其曰："足巨阳之脉……出于项上、上头角……是动则痛冲头痛，目似脱，项似拔，脊痛，腰似折，髀不可以运……其所产病头痛，耳聋，项痛，枕强，疟，背痛，腰痛。"《素问·厥论篇》则认为"少阳厥逆，机关不利，机关不利者，腰不可以行，项不可以顾"。《素问·至真要大论》曰："阴痹者，按之不得，腰脊头项痛，时眩，大便难，阴气不用，饥不欲食，咳唾则有血，心如悬，病本于肾"，并指出其发病与六运不正之气有关，"太阴之胜……头痛喉痹项强"。《妇人大全良方》详论曰："夫颈项之处，乃属足太阳膀胱之经；又许太学云是足少阴肾之经，盖肾与膀胱为表里故也。以感外邪论之，则有太阳经。先因感风，又感寒湿，致令外证发热恶寒，与伤寒相似。颈项强急，腰身反张如中风状，瘛疭口噤，其身体几几。古人以强直为痉，其脉沉迟弦细。新产血虚多汗出，喜中风，亦有此证。"汉代张仲景在《伤寒论》中论述到，"太阳与少阳并病，头项强痛，或眩冒"。隋代巢元方在《诸病源候论》中论述到，"邪客于足太阳之络，令人肩背拘急也"。《东垣试效方》曰："巨阳（即太阳也）虚，则腰背头项痛。足太阳膀胱之脉，所过还出别下项，循肩膊内，挟脊抵腰中，故为病者项如拔，挟脊痛，腰似折，髀不可以曲，是经气虚，则邪客之，痛病生矣。"明代孙一奎的《赤水玄珠》曰："肩背痛不可回顾者，此太阳气郁而不行，或脊痛项强，腰似折，项似拔者，此足太阳经不通。"清代代沈金鳌也在《杂病源流犀烛》中讲到，"颈项强痛，肝肾膀胱病也。三经感受风寒湿邪，则项强"。由此可见，项痹病尤其是颈痛的发生，往往与病痛所在经脉的气血阻滞、气机不利相关。

四、脏腑相关学说

纵观古代医籍，许多论述认为项痹病的发病主要与肾、肝、心等脏腑相关。《素问·至真要大论》中认为，"诸风掉眩，皆属于肝"。《灵枢·五邪篇》中讲到，"邪在肾，则病骨痛阴痹……肩背颈项痛"。唐代孙思邈则认为风眩病与心气不足相关，他在《备急千金要方》中讲到，"夫风眩之病，起于心气不定，胸上蓄实，故有高风面热之所为也"。《妇人大全良方》曰："肝血虚而筋燥，颈项强急。"《证治准绳》中记载了"由挫闪及久坐而致颈项不可转移者，皆由肾气不能生肝，肝虚无以养筋，故机关不利"。《证治要诀》曰："而致项强不可转移者，皆由肾虚不能生肝，肝虚无以养筋，故机关不利。"《冯氏锦囊秘录》曰："项强痛者，皆由肾虚不能荣筋也。"清代张璐在《张氏医通》中亦论述到，"有肾气不循故道，气逆夹脊而上，至头肩痛"。清代吴澄的《不居集》曰："虚劳之人，精不化气，气不化精，先天之真元不足，则周身之道路不通，阻碍气血不能营养经络而为痛也。是故水不养木而胁痛，精血衰少而腰痛，真阴竭绝而骨痛，机关不利而颈痛，骨髓空虚而脊背痛，三阴亏损而腿膝痛，此皆非外邪有余，实由肝肾不足所致也。"《杂病源流犀烛》曰："颈项强痛……肝血虚，肝火旺，亦筋燥强急。"《经历杂论》曰："色欲失精，劳心失血，血液枯槁，经隧空痛喜按，始则腰脊，继则项背。"清代汪蕴谷的《杂证会心录》中记载，"肝肾亏而内伤剧，致眩晕大作"。

由上述文献资料可知，项痹病的发生，往往伴随有肝、肾、心等相关脏腑的虚损，并非单纯的肢体骨节病变。年老肾衰或房事不节，肾气衰弱，久而及肝，肝藏血主筋，肾主骨生髓，上通于脑，肝肾亏虚，骨弱髓空，颈筋失养，致颈项骨肉酸痛；或缺乏锻炼，身体衰弱，肝肾不足，复受外邪，致经络不畅，气血凝滞，痹阻不通；或先天不足，肾精虚少，骨髓化源不足，气血运行不利，而为先天畸形发为该病。

五、劳损及外伤学说

关于颈项部劳损外伤导致的项痹病，古代医籍早有论述。如《素问·骨空论》曰："失枕在肩上横骨间。"《妇人大全良方》曰："颈项强急……若因鼾睡失枕而致"，"又有挫枕转项不得者……项背筋脉拘急"。明代戴思恭认为，"久坐失枕，而致项强不可转移"。东汉张仲景在《金匮要略·方论》中讲到，"人年五六十，其病脉大者，痹挟背行……皆为劳得之"。清代张璐在《张氏医通》中亦论述到，"有肾气不循故道，气逆夹脊而上，至头肩痛。或观书对弈久坐而致脊背痛"。《证治准绳》中明确讲到，"颈痛头晕非是风邪即是气挫，亦有落枕而成痛者……由挫闪及久坐而致颈项不可转移者，皆由肾气不能生肝，肝虚无以养筋，故机关不利"。《冯氏锦囊秘录》曰："有闪挫及失枕而项强痛者。"清代何梦瑶《医碥》论有"项强痛"，曰："多由风寒邪客三阳，亦有痰滞湿停、血虚闪挫、久坐失枕所致。"由上可知，诸如闪挫、久坐、落枕等外伤，以及姿势不良、慢性劳损等均可阻遏气机，导致项痹病的发生。

第三节 项痹病与经络关系

经络是人体内气血运行的通道，内至五脏六腑，外至四肢百骸，沟通内外，贯通上下，使人体成为一个功能协调统一的整体，其功能为输送气血以营养周身，如此则各筋骨关节才能坚实而活动自如。《灵枢·脉度》中有记载，"经脉为里，支而横者为络，络之别者为孙"，上下纵行的主干为经脉，其分支侧行的叫作络脉，进一步分出别行的则叫作孙络。内经中经络系统的内容包括十二经脉、十二经别、奇经八脉、十五络脉、十二经筋、十二皮部等。它们纵横交贯，遍布全身，将人体内外、脏腑、肢节联系成为一个有机的整体。如此由主干到分支，层次亦由里及表，为人体构筑了"皮毛（皮部）—孙络—经筋—络脉—经别—经脉—脏腑"的多层次的立体防御体系，即《素问·缪刺论》所云："夫邪之客于形也，必先舍于皮毛，留而不去，入舍于孙脉，留而不去，入舍于络脉，留而不去，入舍于经脉，内连五藏，散于肠胃，阴阳俱感，五藏乃伤。"窦材在《扁鹊心书》中曾说："学医不知经络，开口动手便错。盖经络不明，无以识病证之根源，究阴阳之传变。"故而经络系统地位分外重要。而颈项连接头、胸两气街，是经络循行的重要交通枢纽，其气血畅通与否对于颈项部筋肉、关节功能有着重要的影响。本节将从经脉及经筋循行的角度，分析与颈项痹痛密切相关的经脉及经筋。

一、与项痹病相关的经脉循行

1. 与手阳明经循行关系

《灵枢·经脉》中记载，"大肠手阳明之脉，起于大指次指之端，循指上廉，出合谷两骨之间，上入两筋之中，循臂上廉，入肘外廉，上臑外前廉，上肩，出骨之前廉，上出于柱骨之会上，下入缺盆，络肺，下膈，属大肠。其支者，从缺盆上颈，贯颊，入下齿中，还出挟口，交人中，左之右，右之左，上挟鼻孔。是动则病齿痛，颈肿。是主津液所生病者，目黄，口干，鼽衄，喉痹，肩前臑痛，大指次指痛不用"。

上面的古文翻译成现代文，意思是：手阳明大肠经脉，从食指末端起始（商阳），沿食指桡侧缘（二间、三间），出第一、二掌骨间（合谷），进入两筋（拇长伸肌腱和拇短伸肌腱）之间（阳溪），沿前臂桡侧（偏历、温溜、下廉、上廉、手三里），进入肘外侧（曲池、肘髎），经上臂外侧前边（手五里、臂臑），上肩，出肩峰部前边（肩髃、巨骨，会秉风），向上交会颈部（会大椎），下入缺盆（锁骨上窝），络于肺，通过横膈，属于大肠。它的支脉，从锁骨上窝上行颈旁（天鼎、扶突），通过面颊，进入下齿槽，出来挟口旁（会地仓），交会人中部（会水沟），左边的向右，右边的向左，上挟鼻孔旁（禾髎、迎香），接于足阳明胃经。本经有了异常变动就表现为牙齿痛，颈部肿胀。本经所属穴能主治有关"津"方面所发生的病症：眼睛昏黄，口干，鼻塞，流清涕或出血，喉咙痛，肩前、上臂部痛，大指侧的次指（食指）痛而不好运用。

可见，手阳明经脉循行经肩部从锁骨上窝上行颈旁，相当于胸锁乳突肌部位，涉及穴位有肩髃、巨骨、秉风、大椎、天鼎、扶突。经气运动受阻就会导致牙齿痛、颈部肿胀、肩颈部疼痛、肩部抬举及颈部旋转受限、大指及次指麻痛等症状。

2. 与手太阳经循行关系

《灵枢·经脉》中记载，"小肠手太阳之脉，起于小指之端，循手外侧上腕，出踝中，直上循臂骨下廉，出肘内侧两筋之间，上循臑外后廉，出肩解，绕肩胛，交肩上，入缺盆，络心循咽，下膈，抵胃，属小肠；其支者，从缺盆循颈上颊，至目锐眦，却入耳中；其支者，别颊上，抵鼻，至目内眦，斜络于颧。是动则病嗌痛，颔肿，不可以顾，肩似拔，臑似折。是主液所生病者，耳聋、目黄，颊肿，颈、颌、肩、臑、肘、臂外后廉痛"。

上面的古文翻译成现代文，意思是：小肠手太阳经脉，起于手小指的尖端，沿手外侧，上入腕部，过锐骨直上，沿前臂骨下缘，出肘侧两骨之间，再上行，沿上臂外侧后缘，出肩后骨缝，绕行肩胛，左右交于肩上、下入于缺盆，联络心脏，再沿咽部下行穿过横膈膜，到达胃部，再向下入属小肠本腑。它的支脉，从缺盆沿颈上抵颊部，至眼外角，回入耳中。又一支脉，从颊部别走眼眶下，至鼻，再至眼内角，斜行而络于颧骨部，与足太阳经相接。由本经脉气所发生的病变，就会出现咽喉疼痛，下颏发肿，不能回头看，肩痛如拔，臂痛如折等症状。

可见，手太阳经脉循行，从肩后经肩胛部上行至颈部，相当于冈上肌、冈下肌、大圆肌、斜方肌等部位，循行到的穴位有肩贞、臑俞、天宗、秉风、曲垣、肩外俞、肩中俞、天窗、天容，经气运动受阻就会导致肩胛和颈部疼痛或牵扯痛、咽喉疼痛、下颏发肿、不能回头看、肩痛如拔、臂痛如折、抬肩及颈部后旋困难等症状。

3. 与足太阳经循行关系

《灵枢·经脉》中记载，"膀胱足太阳之脉，起于目内眦，上额交巅；其支者，从巅至耳上角；其直者，从巅入络脑，还出别下项，循肩髆内，挟脊抵腰中，入循膂，络肾，属膀胱；其支者，从腰中下挟脊，贯臀，入腘中；其支者，从髆内左右，别下贯胛，挟脊内，过髀枢，循髀外，从后廉，下合腘中，以下贯踹（腨）内，出外踝之后，循京骨，至小趾外侧。是动则病冲头痛，目似脱，项如拔，脊痛，腰似折，髀不可以曲，腘如结，踹（腨）如裂，是为踝厥。是主筋所生病者，痔，疟，狂，癫疾，头囟项痛，目黄，泪出，鼽衄，项背腰尻腘踹脚皆痛，小趾不用"。

上面的古文翻译成现代文，意思是：膀胱足太阳经脉，起于眼内角，向上行于额部，交会于头顶之上。它的支脉，从头顶至耳上角。它的直行经脉，从头顶入络于脑，复从脑后下行项后，沿肩部内侧，挟脊柱的两旁直达腰中，沿膂肉深入，联络肾脏，入属于膀胱本腑。其另一支脉，从腰中会于后阴，通过臀部，直入膝腘窝中。又一支脉，从左右肩髆内侧，另向下行，穿过脊肉，经过髀枢，沿髀外侧后缘向下行，与前一支脉会合于膝腘窝中，由此再向下通过小腿肚，出外踝骨的后边，沿着京骨，至小趾尖端外侧，交于小趾之下，与足少阴经脉相接。由本经脉气所发生的病变，会发生邪气上冲而造成脑后眉骨间疼痛，严重时眼珠像要脱出，脖子像受到拉拽，脊部痛，腰似折断，大腿不能屈伸，膝腘窝像被结扎，腿肚痛似撕裂，这叫踝厥。本经主筋所发生的病症，如痔疮，疟疾，狂病，癫病，头项疼痛，眼睛发黄，流泪，鼻流清涕或出血，项、背、腰、尻、腘、踹、脚等部位都发生疼痛，足小趾也不能动弹。

可见，足太阳经脉循行，从头顶沿正中两侧下行至颈部和肩部内侧，相当于竖直肌、斜方肌、菱形肌等部位，循行到的穴位有玉枕、天柱、大杼、风门、肺俞等，经气运动受阻就会导致肩胛内侧和颈部疼痛或牵扯痛、脑后眉骨间疼痛，严重时眼珠好像要脱出、脖子像受到拉拽、颈部屈曲及后仰困难等症状。

4.与手少阳经循行关系

《灵枢·经脉》中记载，"三焦手少阳之脉，起于小指次指之端，上出两指之间，循手表腕，出臂外两骨之间，上贯肘，循臑外，上肩，而交出足少阳之后，入缺盆，布膻中，散落心包，下膈，循属三焦；其支者，从膻中上出缺盆，上项，系耳后直上，出耳上角，以屈下颊至𬆨，其支者，从耳后入耳中，出走耳前，过客主人前，交颊，至目锐眦。是动则病耳聋浑浑焞焞，嗌肿，喉痹。是主气所生病者，汗出，目锐眦痛，颊痛，耳后、肩、臑、肘、臂外皆痛，小指次指不用"。

上面的古文翻译成现代文，意思是：三焦手少阳经脉，起于无名指的尖端，上行出次指之间，沿着手背，出前臂外侧两骨的中间，向上穿过肘，沿上臂外侧上肩，相交出足少阳胆经之后，入缺盆，分布于膻中，散络于心包，下过膈膜，依序属于上、中、下三焦。它的支脉，从膻中上出缺盆，上走颈项，夹耳后，直上出耳上角，由此曲而下行额部，到眼眶下。另一支脉，从耳后入耳中，再出走耳前，经过客主人穴的前方，与前支脉会于颊部，至眼外角，与足少阳胆经相接。由本经脉气所发生的病变，会出现耳聋，喉咙肿痛。本经主气所生的病症，有汗出，眼外角痛，颊痛，耳后、肩、臑、肘、臂的外侧都痛，无名指不能活动。

可见，手少阳经脉循行，从肩部外侧上行至颈部，相当于胸锁乳突肌与斜方肌之间的部位，循行过的穴位有肩髎、天髎、翳风等，经气运动受阻就会导致耳聋、喉咙肿痛、耳后疼痛、肩部外侧和颈部疼痛或牵扯痛、无名指不能活动等症状。

5. 与足少阳经循行关系

《灵枢·经脉》中记载，"胆足少阳之脉，起于目锐眦，上抵头角，下耳后，循颈行手少阳之前，至肩上，却交出手少阳之后，入缺盆；其支者，从耳后入耳中，出走耳前，至目锐眦后；其支者，别锐眦，下大迎，合于手少阳，抵于䪼下，加颊车，下颈合缺盆，以下胸中，贯膈，络肝，属胆，循胁里，出气街，绕毛际，横入髀厌中；其直者，从缺盆下腋，循胸过季胁，下合髀厌中，以下循髀阳，出膝外廉，下外辅骨之前，直下抵绝骨之端，下出外踝之前，循足跗上，入小趾次趾之间；其支者，别跗上，入大指之间，循大指歧骨内，出其端，还贯爪甲，出三毛。是动则病口苦，善太息，心胁痛，不能转侧，甚则面微有尘，体无膏泽，足外反热，是为阳厥。是主骨所生病者，头痛，颔痛，目锐眦痛，缺盆中肿痛，腋下肿，马刀侠瘿，汗出振寒，疟，胸、胁、肋、髀、膝外至胫、绝骨、外踝前及诸节皆痛，小趾次趾不用"。

上面的古文翻译成现代文，意思是：胆足少阳经脉，起于眼外角，上行至额角，向下绕到耳后，沿颈走手少阳三焦经的前面，至肩上，又交叉到手少阳三焦经的后面，入缺盆。它的支脉，从耳后入耳内，出于耳前，至眼外角的后方。又一支脉，从眼外角下行至大迎穴，与手少阳三焦经相合，至眼眶下，向颊车，下颈，与前一支脉合于缺盆，再由此下行胸中，通过膈膜，联络肝脏，入属胆腑，沿着胁里，出少腹两侧的气街，绕过阴毛际，横入髀厌中。其直行的经脉，从缺盆下腋，沿着胸部过季胁，与前支脉会合于髀厌中，再下沿大腿外侧，下行至膝外缘，下走外辅骨的前方，直下至外踝上方的腓骨凹陷处，出于踝前，沿着足背，出足小趾与第四趾之间。另一支脉，由足背走向大趾之间，沿着大趾的骨缝，至大趾尖端，再回走穿过爪甲，出三毛，与足厥阴肝经相接。由本经脉气所发生的病变，就会感到口苦，时常叹气，心胁作痛，身体不能转动，重者面有尘色，全身肌肤失去了润泽，足外侧发热，这叫作阳厥。本经主骨所生的病症，有头痛，下颌痛，眼外角痛，缺盆中肿痛，腋下肿，马刀侠瘿，自汗出，寒战，疟疾，胸、胁、肋、髀、膝至胫骨、绝骨、外踝前及诸关节都痛，足第四趾不能活动。

可见，足少阳经脉循行，从颊车下行至颈部入缺盆，相当于胸锁乳突肌与斜方肌之间的部位，循行过的穴位有完骨、风池、肩井等。经气运动受阻就会导致偏头痛、下颌痛、缺盆中肿痛、颈部疼痛或牵扯痛等症状。

6. 与督脉循行关系

《素问·骨空论》中记载，"督脉为病，脊强反折。督脉者，起于少腹以下骨中央，女子入系廷孔，其孔，溺孔之端也。其络循阴器，合篡间，绕篡后，别绕臀至少阴，与巨阳中络者，合少阴上股内后廉，贯脊属肾，与太阳起于目内眦，上额，交巅上，入络脑，还出别下项，循肩髆内侠脊抵腰中，入循膂，络肾。其男子循茎下至篡，与女子等。其少腹直上者，贯齐中央，上贯心，入喉，上颐环唇，上系两目之下中央。此生病，从少腹上冲心而痛，不得前后，为冲疝；其女子怀孕，癃，痔，遗溺，嗌干。督脉生病治督脉，治在骨上，甚者在齐下营"。

上面的古文翻译成现代文，意思是：督脉发生病变，会引起脊柱强硬反折的症状。督脉起于小腹之下的横骨中央，在女子则入内系于廷孔，廷孔就是尿道的外端。从这里分出的络脉，循着阴户会合于阴部，再分绕于肛门的后面，再分歧别行绕臀部，到足少阴经与足太阳经中的络脉，与足少阴经相结合上行经骨内后面，贯穿脊柱，连属于肾脏；与足太阳经共起于目内眦，上行至额部，左右交会于巅顶，内入联络与脑，复返还出脑，分别左右颈项下行，循行与脊膊内，侠脊抵达腰中，入内循膂络于肾。其在男子则循阴茎，下至会阴，与女子相同。其从少腹直上的，穿过脐中央，再上贯心脏，入于喉，上行到颐并环绕口唇，再上行系于两目中央之下。督脉发生病变，症状是气从少腹上冲心而痛，大小便不通，称为冲疝。其在女子则不能怀孕，或为小便不利、痔疾、遗尿、咽喉干燥等症。总之，督脉生病治督脉，轻者至横骨上的曲骨穴，重者则至在脐下的阴交穴。

可见，督脉循行，从头顶下行至颈部，相当于脊柱正中的部位，循行过的穴位有风府、哑门、大椎、陶道及夹脊等。经气运动受阻就会导致头痛、眩晕、失眠、咽喉干燥、颈部及后背局部疼痛，甚至引起脊柱强硬反折等症状。

二、与项痹病相关的经筋循行

经筋与经脉在机体的阴阳分布定位、循行起止及所经过的部位基本一致。经筋正常生理功能的发挥，也离不开脏腑所化生气血的濡养。正如《灵枢·大惑》所论述的"裹撷筋骨血气之精，而与脉并为系"，说明十二经筋是十二经脉之气结聚散落于筋肉关节的体系，其功能活动有赖于经脉所运行气血的温煦濡养及经气的调节，各经筋与同名经脉关系密切。《素问·生气通天论》中也反复强调阳气的重要性，"阳气者，精则养神，柔则养筋。开阖不得，寒气从之，乃生大偻"。如果阳气旺盛的话，经筋的功能就会正常。阳气虚弱，寒邪侵入，就会使经筋拘挛，关节变形，功能障碍。"偻"为曲胫、曲脊，即骨之畸形变化。同时也说明项痹病与经筋病变具有密切的关系。

1. 与足太阳经筋循行关系

《灵枢·经筋》中记载，"足太阳之筋，起于足小趾，上结于踝，邪上结于膝，其下循足外侧，结于踵，上循跟，结于腘；其别者，结于腨外，上腘中内廉，与腘中并上结于臀，上挟脊上项；其支者，别入结于舌本；其直者，结于枕骨，上头，下颜，结于鼻；其支者，为目上网，下结于頄；其支者，从腋后外廉结于肩髃；其支者，入腋下，上出缺盆，上结于完骨；其支者，出缺盆，邪上出于頄。其病小趾支跟肿痛，腘挛，脊反折，项筋急，肩不举，腋支缺盆中纽痛，不可左右摇"。

上面的古文翻译成现代文，意思是：足太阳经的经筋，起始于足小指爪甲的外侧，向上结聚于足外踝，再斜向上结聚于膝关节处，然后向下沿着足的外踝，在足跟部结聚，沿着足跟向上行，在腘部结聚；该经筋的别支，从外踝向上行，结聚于小腿肚的外侧，向上到达腘窝中部的内侧，与从足跟上行的一支并行向上，结聚于臀部，再沿着脊柱两侧上行至颈项部；由颈部分出的一支，别出这一条经筋，进入舌，并在舌体结聚；另一条由颈部分出的经筋直行向上结聚于枕骨，向上到达头顶，又沿着颜面下行，结聚于鼻；下行经筋中分出一支，像网络一样行于眼的上睑部分，再向下结聚于颧骨；还有一条分支由挟脊上行的经筋别出，从腋窝后侧的外廉，上行结聚于肩髃部；另一条从腋窝的后外廉进入腋下，向上行至缺盆处，再向上在耳后的完骨处结聚；另一支从缺盆分出，斜向上进入颧骨部分，与从颜面部下行的结于颧骨的支筋相合。太阳经的经筋发病，主要表现由足小趾分出的一支的症状，可见足跟肿痛，腘窝部拘挛，脊柱反张，颈部筋脉拘挛疼痛，肩不能抬举；腋部及缺盆部纽结疼痛，肩部不能左右摇摆。

可见，足太阳经筋循行，沿脊柱两侧上行至颈部，在分支经筋覆盖手太阳经筋并举结于肩髃穴，相当于竖直肌、背阔肌、斜方肌及菱形肌的部位，肩颈部相关的穴位有玉枕、天柱、大杼、风门、肺俞。足太阳经筋病变就会导致颈部疼痛或牵扯痛，屈颈及抬肩活动受限。

2. 与足少阳经筋的关系

《灵枢·经筋》中记载，"足少阳之筋，起于小指次指，上结外踝，上循胫外廉，结于膝外廉；其支者，别起外辅骨，上走髀，前者结于伏兔之上，后者，结于尻；其直者，上乘䏚季胁，上走腋前廉，系于膺乳，结于缺盆；直者，上出腋，贯缺盆，出太阳之前，循耳后，上额角，交巅上，下走颔，上结于頄；支者，结于目眦为外维。其病小指次指支转筋，引膝外转筋，膝不可屈伸，腘筋急，前引髀，后引尻，即上乘䏚季胁痛，上引缺盆、膺乳、颈维筋急。从左之右，右目不开，上过右角，并跷脉而行，左络于右，故伤左角，右足不用，命曰维筋相交"。

上面的古文翻译成现代文，意思是：足少阳经的经筋，起于足第四趾趾端，沿足背上行结聚于外踝，再沿着胫骨外侧，向上结聚在膝部的外缘。足少阳经筋的一条分支，从外辅骨处分出，向上行至大腿部，在此又分为两支。行于前面的一支，结聚在伏兔之上；行于后面的一支，结聚在尾骶部；其直行的一支，向上行至胁下空软处及季胁部位，再向上行于腋部的前缘，横过胸旁，连接乳部，向上结聚于缺盆；它的另一直行支线，出腋部，穿过缺盆，穿出后行于足太阳经筋的前面，沿耳后绕至上额角，交会于巅顶，从头顶侧面向下走至颔部，又转向上结聚于頄部；还有一支支筋，从頄部发出，结聚在外眼角，成为眼的外维。足少阳经的经筋发病时，见足第四趾掣引转筋，并牵扯膝部外侧转筋，膝部不能屈伸；腘窝部位筋脉拘急，前面牵引髀部疼痛，后面牵引尻部疼痛，向上牵引则胁下空软处及软肋部作痛，向上牵引缺盆、胸侧乳部、颈部所维系的筋发生拘急。若是从左侧向右侧维络的筋拘急，则右眼不能张开，因为经筋上过右额角与跷脉并行，而阴阳跷脉在这里互相交叉，左右经筋也是互相交叉的，左侧的筋维络右侧，所以左额角筋伤，会引起右足不能活动，这就是"维筋相交"。

可见，足少阳经筋循行，从缺盆上行至颈部，在足太阳经筋的前部，相当于胸锁乳突肌、斜角肌的部位，肩颈部相关的穴位有完骨、风池、肩井等。足少阳经筋病变就会导致偏头痛、颈部疼痛或牵扯痛，颈部侧面拘急痉挛及侧向活动受限。

3. 与足少阴经筋的关系

《灵枢·经筋》中记载，"足少阴之筋，起于小指之下，并足太阴之筋，邪走内踝之下，结于踵，与太阳之筋合，而上结于内辅之下，并太阴之筋，而上循阴股，结于阴器，循脊内挟膂上至项，结于枕骨，与足太阳之筋合。其病足下转筋，及所过而结者皆痛及转筋。病在此者，主痫瘈及痉，在外者不能挽，在内者不能仰。故阳病者，腰反折不能俛，阴病者，不能仰"。

上面的古文翻译成现代文，意思是：足少阴经筋，起于足小趾下边，入足心部，同足太阴经筋斜走内踝下方，结于足跟，与足太阳经筋会合，向上结于胫骨内踝下，同足太阴经筋一起向上行，沿大腿内侧，结于阴部，沿膂（脊旁肌肉）里夹脊，上后项结于枕骨，与足太阳经筋会合。其病症，可见足下转筋，所经过和所结聚的部位，都有疼痛和转筋的症候。病在足少阴经筋，主要有痫证、抽搐和项背反张等证，病在背侧的不能前俯，在胸腹侧的不能后仰。

可见，足少阴经筋循行，在项背部与足太阳经筋相合，沿夹脊上行项部结于枕骨，相当于竖直肌的部位，肩颈部相关的穴位有天柱、夹脊等。足少阴经筋病变就会导致循行部位的疼痛及转筋、颈痛或牵扯痛，颈部后仰前屈困难等症。

4. 与手太阳经筋的关系

《灵枢·经筋》中记载，"手太阳之筋，起于小指之上，结于腕，上循臂内廉，结于肘内锐骨之后，弹之应小指之上，入结于腋下；其支者，后走腋后廉，上绕肩胛，循颈出走太阳之前，结于耳后完骨；其支者，入耳中；直者，出耳上，下结于颔，上属目外眦。其病小指支肘内锐骨后廉痛，循臂阴，入腋下，腋下痛，腋后廉痛，绕肩胛引颈而痛，应耳中鸣痛引颔，目瞑良久乃得视，颈筋急，则为筋瘘颈肿"。

上面的古文翻译成现代文，意思是：手太阳经的经筋，起始于手小指的上部，结聚于手腕，沿前臂内侧上行，结聚于肘内高骨的后边。如果用手指弹拨此处的筋，酸麻的感觉能反映到小指上，再上行入结于腋下；其分支，向后行至腋窝的后缘，上绕肩胛，沿颈部行于足太阳经筋的前面，结聚在耳后的完骨；由此又分出一条支筋，进入耳中；它的直行部分，从耳出，上行，又向下结聚于腮部，再折上行，联属外眼角。手太阳经的经筋发病，可见手小指掣引肘内高骨后缘疼痛，沿手臂侧至腋下及腋下后侧的部位，都感到疼痛，环绕肩胛并牵引到颈部也发生疼痛，并出现耳中鸣响疼痛，同时牵引颔部、眼部，眼睛闭合后，须经过较长时间，才能看清物体，恢复视力。颈筋拘急时，可引发筋瘘、颈肿等证。

可见，手太阳经筋循行，从肩后经肩胛部上行至颈部，在足太阳经筋的前部，相当于斜方肌的部位，肩颈部相关的穴位有肩贞、臑俞、天宗、秉风、曲垣、肩外俞、肩中俞、天窗、天容等。手太阳经筋病变就会导致耳鸣、耳痛、肩胛疼痛、颈部疼痛或牵扯痛，上肢后伸困难、颈部侧向及旋转活动受限。

5. 与手少阳经筋的关系

《灵枢·经筋》中记载，"手少阳之筋，起于小指次指之端，结于腕，中循臂，结于肘，上绕臑外廉、上肩、走颈，合手太阳；其支者，当曲颊入系舌本；其支者，上曲牙引，循耳前，属目外眦，上乘颔，结于角。其病当所过者，即支转筋，舌卷"。

上面的古文翻译成现代文，意思是：手少阳经的经筋，起始于无名指靠近小指的一侧，上行结聚在腕部，再沿着手臂上行结聚于肘部，向上绕着大臂的外侧，经过肩部行至颈部，与手太阳的经筋相合。从颈部分出的一支，在下颌角的部位深入于里，联系舌根；另一分支，向下走至颊车穴，沿着耳向前行进，联属外眼角，向上经过额部，最终结聚在额角。手少阳经的经筋发病，可见经筋循行部位发生掣引、转筋和舌体卷曲的现象。

可见，手少阳经筋循行，从肩部上行至颈部，肩部与手太阳经筋相合，颈部在手太阳经筋的前部，相当于胸锁乳突肌与斜方肌之间的部位，肩颈部相关的穴位有肩髎、天髎、翳风。手少阳经筋病变就会导致肩颈部疼痛，或相关部位活动的牵扯痛。

6. 与手阳明经筋的关系

《灵枢·经筋》中记载，"手阳明之筋，起于大指次指之端，结于腕，上循臂，上结于肘外，上臑，结于髃；其支者，绕肩胛，挟脊；直者，从肩髃上颈；其支者，上颊，结于頄；直者，上出手太阳之前，上左角，络头，下右额。其病当所过者，支痛及转筋，肩不举，颈不可左右视"。

上面的古文翻译成现代文，意思是：手阳明经的经筋，起始于食指靠近大指的侧端，结聚于腕部，沿着手臂上行，结聚在肘的外侧，沿大臂上行，进而结聚于肩髃。它的分支，绕过肩胛，挟于脊柱的两侧；它的直行部分，从肩髃上行至颈部；从这里分出的一支，上行至颊部，结聚在颧部；直行的分支，从颈部向上，出于手太阳经筋的前方，上行至左额角，网络头部，再下行进入右腮部。手阳明经的经筋发病，可见该经筋所循行和结聚的部位掣引转筋及疼痛，肩部不能抬举，颈部不能左右转动、顾视。

可见，手阳明经筋循行，从肩髃上行至颈部，在手太阳及手少阳经筋的前部，相当于胸锁乳突肌的部位，肩颈部相关的穴位有肩髃、巨骨、天鼎、扶突。手阳明经筋病变就会导致肩颈部疼痛，肩部抬举及颈部旋转受限。

第四节　项痹病的传统治法

古代医家对于项痹病的治疗有诸多论述，各家学说不一，但其治则却大多一致。《阴阳十一脉灸经》曰："项似拔，脊痛，腰似折……是巨阳之脉主治。"指出足太阳经脉对该病的发生起着很大作用，提出了按足太阳经脉论治，开创了以经脉论治该病之先河。《灵枢·杂病》中记载，"项痛不可俯仰，刺足太阳，不可以顾，刺手太阳也"，而《灵枢·厥病》中则提出了"厥头痛，项先痛，腰脊为应，先取天柱，后取足太阳"，即先取足太阳膀胱经上部的天柱穴，再取足太阳膀胱经下部穴位，二者相结合的远近配穴法。《素问·缪刺论》中记载，"邪客于足太阳之络，令人头项肩痛，刺足小指爪甲上，与肉交者各一痏，立已，不已，刺外踝下三痏，左取右，右取左，如食顷已"，提出了左右交叉取穴刺络的缪刺之法。还有辨证取穴之法，如《素问·骨空论》中记载，"风从外入……治在风府……大风颈项痛，刺风府，风府在上椎"，认为风邪引发的颈项痛当刺风府穴以散风祛邪。《灵枢·五邪》中记载，"邪在肾，则病骨痛，阴痹……肩背颈项痛，时眩。取之涌泉、昆仑"，认为颈项及肩背处的疼痛若是病位在肾，则可以取足少阴肾经之涌泉穴、昆仑穴以治疗。因此，负责针灸的医师，都需要通过经脉、经筋等辨证体系以确立补虚泻实的治疗方法，正如《灵枢·官能》曰："用针之理，必知形气之所在，左右上下，阴阳表里，血气多少，行之逆顺，出入之合，谋伐有过。知解结，知补虚泻实，上下气门，明通于四海。审其所在，寒热淋露以输异处，审于调气，明于经隧，左右肢络，尽知其会。寒与热争，能合而调之，虚与实邻，知决而通之，左右不调，把而行之，明于逆顺，乃知可治，阴阳不奇，故知起时。审于本末，察其寒热，得邪所在，万刺不殆。"在历代文献中，涉及项痹病的治疗方法有针刺、艾灸、放血、方药、熨热等，下面将分别进行论述。

一、关于针刺治疗的描述

如《素问·缪刺论》曰："邪客于足太阳之络，令人拘挛背急，引胁而痛，刺之从项始，数脊椎侠脊，疾按之应手如痛，刺之傍三痏，立已。"《素问·骨空论》曰："大风颈项痛，刺风府。"《灵枢·杂病》曰："项痛不可俛仰，刺足太阳，不可以顾，刺手太阳也。"《素问·刺腰痛》曰："足太阳脉令人腰痛，引项脊尻背如重状，刺其郄中；太阳正经出血，春无见血。"《灵枢·五邪》曰："阴痹者，按之而不得，腹胀腰痛，大便难，肩背颈项痛，时眩。取之涌泉、昆仑，视有血者尽取之。"内经中已描述了一些项痹病针刺的穴位及方法。皇甫谧的《针灸甲乙经》首次系统地将针灸学理论与腧穴学相结合以治疗该病，书中记载有"肩痛不能自举，汗不出，颈痛，阳池主之"，"颈项肩背痛，臂瘘痹不仁，天井主之"，"肘臂腕中痛，颈肿不可以顾，头项急痛，眩，淫泺，肩胛小指痛，前谷主之"，"臂不可举，头项痛，咽肿不可咽，前谷主之"。如《玉龙歌》所云："头项强痛难回顾，牙疼并作一般看，先向承浆明补泻，后针风府即时安。"即承浆、风府前后配穴以治疗头项强痛之证。局部取穴之法，如《针灸甲乙经》云：

"颈项肩背痛，臂瘘痹不仁（《千金》云肩内麻木），天井主之"，"项肿不可俯仰，颊肿引耳，完骨主之"。《伤寒百证歌》云："项强当刺大椎间。"《灵枢·官针》云："焠刺者，刺燔针则取痹也。"《灵枢·经筋》云："焠刺者，刺寒急也，热则筋纵不收，无用燔针。"指出了可以用火针治疗由寒邪引起的痹病，"颈筋急，则为筋瘘，颈肿，寒热在颈者。治在燔针劫刺之，以知为数，以痛为输"，更是具体指出了颈项痛的火针治疗方法。

二、关于艾灸治疗的描述

用艾灸治病的方法源远流长，《本草从新》中记载，"艾叶苦辛，生温熟热，纯阳之性，能回垂绝之阳，通十二经，走三阴，理气血，逐寒湿……以之灸火，能透诸经而除百病"，正是借助其温通纯阳之性以温经通络，散寒蠲痹。又如《灵枢·禁服》云："陷下者，脉血结于中，中有着血，血寒，故宜灸之。"《灵枢·官能》中记载，"针所不为，灸之所宜，上气不足，推而扬之，下气不足，积而从之，阴阳皆虚，火自当之，厥而寒甚，骨廉陷下，寒过于膝，下陵三里、阴络所过，得之留止，寒入于中，推而行之，经陷下者，火则当之，结络坚紧，火所治之"，更是明确了艾灸的具体适应证。在《素问·玉机真藏论》中提及"今风寒客于人，使人毫毛毕直，皮肤闭而为热。当是之时，可汗而发也。或痹不仁肿痛，当是之时，可汤熨及火灸刺而去之"。《素问·骨空论》中记载，"失枕，在肩上横骨间。折，使榆臂，齐肘正，灸脊中"，更是明确指出了对于颈肩痛一类疾病的艾灸疗法。许多文献还记载了一些中医用太阳炷燎方治一切痹症、关节酸痛、腰不利、颈项牵强等。

三、关于放血治疗的描述

《灵枢·官针》云："病在经络痼痹者，取以锋针。"《灵枢·九针十二原》云："锋针者，刃三隅以发痼疾。"即对于发生在经络的顽固不愈的痹病，可以用锋针，即现在的三棱针行放血疗法治疗。如《灵枢·寿天刚柔》云："久痹不去身者，视其血络，尽出其血。"《灵枢·五邪》曰："阴痹者，按之而不得，腹胀腰痛，大便难，肩背颈项痛，时眩。取之涌泉、昆仑，视有血者尽取之。"指明了具体的放血穴位。《素问·缪刺论》云："邪客于足太阳之络，令人头项肩痛，刺足小指爪甲上与肉交者各一痏，立已。

不已，刺外踝下三痏，左取右，右取左，如食顷已。"指出要在对侧井穴刺络放血进行治疗。《素问·刺腰痛》中记载，"足太阳脉令人腰痛，引项脊尻背如重状；刺其郄中太阳正经出血"，"腰痛侠脊而痛至头……刺足太阳郄中出血"。更是具体指出了项痹病的太阳经放血疗法。

四、关于中药内服治疗的描述

《伤寒论》对外感颈项痛有经典论治，如"头项强痛而恶寒"者，若"无汗恶风者葛根汤主之""反汗出恶风者桂枝加葛根汤主之"，其理论和方药一直沿用至今。《太平圣惠方》用羚羊角散治"四肢拘急，头项强直，爪甲多青，胁肋胀痛"。宋代《圣济总录》中记载了用海桐皮汤治"背项拘急，骨节痠痛"，防风汤治"项强头错"，赤箭丸治"项强背痛"，天麻散治"项背强硬"。《普济本事方》中记载了用木瓜煎"治筋急项强，不可转侧"。《针灸资生经》曰："消泺，治寒热风痹，项痛肩背急"，"京骨，治筋挛楚酸，髀枢痛，颈项强，腰脊不可俯仰"。《三因极一病证方论》中记载了用控涎丹"治痰饮伏在胸膈上下，忽然颈项、胸背、股胯隐痛不可忍"。宋代杨倓的《杨氏家藏方》记载了用渗湿汤"治肤腠不密，易冒风湿，身体烦疼，不能屈伸，多汗恶风，头目昏重，项背强急"；用蠲痹汤"治风湿相搏，身体烦疼，项臂痛重"等。宋代魏岘的《魏氏家藏方》记载了用舒筋丸"治血弱气虚，风湿乘之，筋脉不舒，颈项紧痛，不能转侧，连耳皆痛"；蠲痹汤治"身体烦痛，项背拘急"。《妇人大全良方》曰："颈项强急……若因鼾睡失枕而致，用三五七散、追风散；若风邪所伤，用都梁丸、木瓜煎"，"追风散治年深日近偏正头疼……心忪烦热，百节酸疼，脑昏目痛，鼻塞声重，项背拘急"。金代李杲曰："凡脊痛项强不可回顾，腰似折，项似拔者，乃手足太阳证，正当用防风。"又曰："脊痛项强，腰似折，项似拔者，此足太阳经不通行，以羌活胜湿汤主之。"《证治准绳》《寿世保元》《张氏医通》《类证治裁》从之。李杲在《兰室秘藏》中记载了用苍术复煎散"治寒湿相合，脑右痛，恶寒，项筋脊骨强"。《古今医统大全》《证治准绳》从之。《卫生宝鉴》记载了用活血应痛丸治疗"风湿客于肾经，血脉凝滞，腰背肿疼，不能转侧……上项头目虚肿，耳内常鸣……项背拘急，不得舒畅"。《证治准绳》《医钞类编》从之。《世医得效方》记载了用五积散治"风寒湿气交互为病，颈项强直"，《杂病广要》从之。《证治要诀》曰："颈痛，非是风邪，即是气挫，亦有落枕而成痛者，并宜和气饮，食后服。按人多有挫闪，及久坐失枕，而致项强不可转移者，皆由肾虚不能生肝，肝虚无以养筋，故机关不利，宜六味地黄丸常服。"《证治准绳》从之。《丹溪治法心要》列有医案，记载了"一男子项强，不能回顾，动则微痛，诊其脉弦而数实，右手为甚，作痰热客太阳经治，以二陈汤加黄芩、羌活、红花服之，后二日愈"。《医学入门》曰："痰热客太阳，颈项强，动则微痛者，加酒芩、羌活、红花。"《古今医鉴》记载了用回首散"治头项强急，筋痛，或挫枕转项不得者"。《赤水玄珠》记载了"肩背痛不可回顾者……或脊痛项强，腰似折，项似拔者……二者俱宜通气防风汤"，并用防风饮子"治痹证，项筋急痛，诸药不效者"。《证治准绳》详细辨治"颈项强痛"，将其分为风、寒、湿、痰饮、气血等进行论治，论有方剂及针灸穴位等，记载了"颈项强急，发热恶寒，脉浮而紧。此风寒客于三阳经也，宜驱邪汤"，"颈项强急，动则微痛，脉弦而数实、右为甚，作痰热客三阳经治，宜消风豁痰汤"，"颈项强急，动则微痛，脉弦而涩，左为甚，作血虚邪客太阳、阳明经治，宜疏风滋血汤；颈项强急，寒热往来，或呕吐，或胁痛，宜小柴胡汤、升麻防荆汤；颈项强急，腰似折，项似拔，加味胜湿汤"，"精神短少，不得睡，项筋肿急难伸，禁甘温，宜苦寒，养神汤主之。《本事方》椒附散，治肾气上攻，项背不能转侧，于虚寒者为宜"。《百代医宗》承《妇人大全良方》论治该病，认为"妇人因怒，寒热作渴，左目紧小，头颈动掉，四肢抽搐，遍身疼痛，此血虚肝热则生风也。用加味逍遥加钓钩藤数剂，诸证渐愈，又用八珍汤而痊"。《傅青主男科》曰："胸背、手足、颈项、腰膝痛筋骨牵引，坐卧不得，时时走易不定，此是痰涎伏在心膈上下……治法用控涎丹，不足十剂，其病如失矣。"《冯氏锦囊秘录》曰："有闪挫及失枕而项强痛者，皆由肾虚不能荣筋也，六味地黄汤加秦艽。"清代秦之帧的《症因脉治》曰："腰痛引颈脊尻背，太阳经也，宜羌独败毒散加白芷、苍术。"《医碥》记载了用加味胜湿汤"治湿盛颈项强痛"；消风豁痰汤"治项强痛"；疏风滋血汤"治头项痛，血虚火盛筋燥"。《杂病源流犀烛》列有"颈项痛源流"的详细论治，记载了"颈项强痛……风热胜，宜加味小柴胡汤；湿胜，宜加味逍遥散；肝血虚，肝火旺，亦筋燥强急，宜首乌汤"，"有常惯项痛者，宜六味丸间服和气饮；有感冒项强或痛者，宜驱邪汤；有痰盛项痛者，宜治风豁痰汤；有湿盛项痛者，宜加味胜湿汤；有项筋急，不得转侧者，宜木瓜煎；有肾气上攻，项筋连背痛，不可转侧者，宜椒附散；有腮项相连肿痛，发热便闭者，宜防风通圣散……有项强不能回顾，动则脑痛，脉弦数实者，是痰热客太阳经，宜二陈汤加酒炒黄芩、羌活、红花；有伤寒后，项前后肿硬，作痛身热者，宜柴胡葛根汤"。孙克任的《应验简便良方》记载了用子龙丸治"颈项、胸胁、背、腰、筋骨牵引钩痛，流走不定，手足冷木"，"项脊常热而痛者，阴虚也，六味丸加糜茸；常寒而痛者，阳虚也，八味丸加鹿茸。太阳经脊痛项强，腰似折，项似拔，羌活胜湿汤"。《经历杂论》认为，"内症之因于六淫者，如寒从上受，发为太阳表证，则头项痛……表散之则愈"，"色欲失精，劳心失血，血液枯槁，经隧空痛喜按，始则腰脊，继则项背……当用血肉有情之品填补精血"。《中国中医秘方大全》记载了用和营通络丸治"颈椎病，肩周炎，肩臂痠痛等以实证为主者"，加减葛根桂枝汤治颈椎病。《中国中医骨伤科百家方技精华》记载了用舒筋止痛方"治风湿顽痹深袭经络，以致头面、颈、肩、臂、腰、腿部牵痛，状如刀割针刺，不得屈伸"，天柱通关汤"治颈部伤筋（颈椎病）"，丹蚕米壳汤治颈椎病，颈病消晕饮"治颈椎病引起的头晕、目眩，适用于椎动脉型颈椎病"。《中医良药良方》记载了用治上肢痹痛茶治疗"气血阻滞引起的关节痛、活动受限，如颈椎病、臂丛神经痛、肩关节周围炎等"。《百病奇效良方妙法精选》记载了用搜风通络汤治颈椎病，蛇麝散治神经根型颈椎病。

五、关于外敷治疗的描述

《灵枢·经筋》中记载："足少阴之筋，起于小指之下，并足太阴之筋，邪走内踝之下，结于踵，与太阳之筋合，而上结于内辅之下……循脊内挟膂上至项，结于枕骨，与足太阳之筋合。其病足下转筋，及所过而结者皆痛及转筋。病在此者，主痫瘛及痉，在外者不能挽，在内者不能仰……在内者熨引饮药，此筋折纽……"，首次提出可以用熨热及汤药治疗项痹病的论述。晋代王叔和的《脉经》中记载了"以药熨之，摩以风膏，灸诸治风穴"治疗项痹病。唐代孙思邈的《备急千金要方》认为，"针灸之功，过半于汤药"，重视用针灸治疗颈痹，书中还记载大量的外治法，有熨、熏、洗、敷、贴、摩等方法。《千金翼方》中记载了用八风十二痹散治"皮肤筋痛，项骨相牵引无常处"。王焘的《外台秘要》记载了引《延年方》用牡丹膏治"项强痛，头风，搔疹痒，风肿"。《太平圣惠方》记载了用摩风神验膏治"伤风项强，耳鼻俱塞"。现代名医施维智治疗颈椎综合征除外用膏药敷贴外，还用中药内服辨证治疗。现代名医娄多峰主张痹病循病位上下用药，痹着项背者用葛根、桂枝、羌活，并创新颈痹汤治疗该病，研制痹证膏"治风寒湿痹，颈、肩、腰腿痛"。《中国中医骨伤科百家方技精华》中记载了药托敷剂"治颈椎骨质增生，腰椎骨质增生引起的颈、背、腰部疼痛不舒，活动障碍"；外用蒸敷散治"颈椎、腰椎退行性病变疼痛酸麻等证"。《中国骨伤方药全书》记载了用骨质增生外熨方"治颈、腰、膝、跟骨质增生症"。《中国现代名医验方荟海》记载了用三仙骨痹丸治骨痹病在颈、头项重着、上肢麻木者；通络舒筋药"治颈椎病，症见颈项强痛，头晕脑胀，肩背疼痛酸困，麻木，膊及手麻木等"；筋聚熏洗方治筋聚（先天性斜颈）。《古今名医名方秘方大全》记载了用威灵苁蓉汤治颈椎、腰椎及足跟骨质增生。《当代中国名医高效验方一千首》记载了用白芍木瓜汤治颈椎病。

六、其他治疗方法

隋代巢元方的《诸病源候论》主张用汤、熨、针、石、补养宣导治疗颈痹，特别对养生导引法尤为重视，对该病的临床功能锻炼具有重大指导意义。唐代蔺道人的《仙授理伤续断秘方》中记载了采用拔伸、捺正等方法帮助复位。当代《药枕治百病》记载了用颈椎康复枕治颈椎病。《饮食疗法》记载了用老桑枝煲鸡"治风湿性关节炎，四肢酸痛麻痹，颈背牵强疼痛等"。《经验方》记载了用橘核川芎酒治"风寒湿痹，腰酸背痛，上连颈项"等。

参考文献

［1］　国家中医药管理局医改司．中医临床诊疗术语 疾病部分：GB/T 16751.1—1997　　［S］．北京：中国标准出版社，1997：59-60.

［2］ 国家中医药管理局.中医病证诊断疗效标准［M］.南京：南京大学出版社，
1994.

［3］ 娄多峰.痹证治验［M］.郑州：河南科学技术出版社，1983.

［4］ 娄高峰，娄玉铃，娄万峰.娄多峰论治痹病精华［M］.天津：天津科技翻译出版
公司，1994.

第二章　颈项部解剖

第一节　颈项部层次结构

颈部的结构分为上、下界。上界以下颌骨下缘、下颌角、颞骨乳突尖上项线和枕外隆突的连线与头部为界。下界以胸骨颈静脉切迹、胸锁关节、锁骨上缘和肩峰端至第 7 颈椎棘突的连线与胸部及上肢为界。颈部分为固有颈部和项部。固有颈部是指两侧斜方肌前缘之前和脊柱前方部分；而两侧斜方肌前缘之后和脊柱后方的区域称为项部。

固有颈部分为颈前区、胸锁乳突肌区和颈外侧区。颈前区的内侧界为颈前正中线，上界为下颌骨下缘，外侧界为胸锁乳突肌前缘。双侧颈前区以舌骨为界分成舌骨上区和舌骨下区。舌骨上区含颌下三角和左、右下颌下三角；舌骨下区含左、右颈动脉三角和肌三角。胸锁乳突肌区即为该肌所覆盖的区域。颈外侧区是由胸锁乳突肌后缘、斜方肌前缘和锁骨中 1/3 段上缘围成的三角区，又称颈后角。该区被肩胛舌骨肌下腹分为枕三角和锁骨上三角。枕三角又称肩胛舌骨肌斜方肌三角，由胸锁乳突肌后缘、斜方肌前缘和肩胛舌骨肌下腹上缘围成。其浅面由浅入深依次为皮肤、浅筋膜和颈深筋膜浅层，深面为椎前筋膜及其覆盖的头夹肌、肩胛提肌、后斜角肌和中斜角肌等。锁骨上三角，位于锁骨中 1/3 上方，在体表呈明显凹陷，故又名锁骨上大窝。该三角由胸锁乳突肌后缘、肩胛舌骨肌下腹和锁骨围成。其浅面由浅入深依次为皮肤、浅筋膜及颈深筋膜浅层，其深面为斜角肌下份及椎前筋膜。

项部属于脊柱区一部分。脊柱的项区上界为枕外隆突和上项线，下界为第 7 颈椎棘突至两侧肩峰连线。其浅面由浅入深依次为皮肤、浅筋膜、深筋膜、肌层、血管、神经等软组织和脊柱、椎管及其内容物等。

一、浅层结构

颈部浅层结构包括皮肤、浅筋膜及其内的皮肌、浅血管、皮神经、浅淋巴管和淋巴结等。

（一）皮肤

颈部皮肤较薄，活动度较大，皮纹横向。项部皮肤厚而致密，移动性小，有较丰富的毛囊和皮脂腺。

（二）浅筋膜

浅筋膜即皮下组织，含有脂肪，在颈前部的较为疏松，项部的较为致密，项区上部的浅筋膜含纤维较多，故特别坚韧。其主要结构有颈阔肌、浅静脉、皮神经、浅淋巴结等。

1. 颈阔肌

颈阔肌是一薄而宽阔的皮肌，受面神经颈支支配，位于颈前外侧部脂肪层的深面，起自胸大肌和三角肌筋膜，越过锁骨斜向上内方：其前部纤维附于下颌骨体下缘，后纤维附于腮腺咬肌筋膜，并移行于降下唇肌和笑肌。肌三角内侧部和枕三角上部被此肌覆盖。颈阔肌深面有浅静脉和皮神经。

2. 浅静脉

颈部浅静脉无动脉伴行，主要有颈前静脉和颈外静脉两条。

（1）颈前静脉。

颈前静脉沿颈前正中线两侧下行，至胸锁乳突肌下份前缘处，穿入胸骨上间隙，经该肌深面汇入颈外静脉。左、右颈前静脉在胸骨上间隙内的吻合支，称为颈静脉弓，横行于胸骨颈静脉切迹上方的胸骨上间隙内。

（2）颈外静脉。

颈外静脉由下颌后静脉后支和耳后静脉在下颌角附近汇合而成，但变异较多。该静脉沿胸锁乳突肌浅面斜向外下行，于该肌后缘中点处入颈后三角；在锁骨上缘中点上方 2 ～ 5 cm 处穿深筋膜，约 2/3 汇入锁骨下静脉，1/3 汇入颈内静脉。

3. 皮神经

颈部皮神经主要有颈丛神经皮支和面神经颈支分布。其中颈丛神经皮支主要有 4 条，分别是枕小神经、耳大神经、颈横神经、锁骨上神经。项区皮神经来自颈神经后支，主要有枕大神经和第 3 枕神经分布。

（1）枕小神经。

枕小神经勾绕副神经，沿胸锁乳突肌后缘向后上行，分布于枕部皮肤。

（2）耳大神经。

耳大神经沿胸锁乳突肌表面伴颈外静脉上行，分布于耳郭及腮腺区皮肤。

（3）颈横神经。

颈横神经横行向前，越过胸锁乳突肌中份，分 2～3 支穿颈阔肌后，分布于颈前区皮肤。

（4）锁骨上神经。

锁骨上神经以一条总干起于第 3、第 4 颈神经前支，从胸锁乳突肌后缘穿出，于颈深筋膜和颈阔肌深面下行，随即分为锁骨上内侧神经、中间神经和外侧神经，它们在锁骨上缘处浅出，越过锁骨，分布于颈前外侧部、胸上部（第 2 肋以上）及肩部等处的皮肤。

（5）面神经颈支。

面神经颈支自腮腺下缘穿出，进入颈阔肌深面，行向前下方，支配颈阔肌运动。

（6）枕大神经。

枕大神经是第 2 颈神经后支的分支，在上项线下方、斜方肌的起点处浅出，伴枕动脉的分支上行，分布至枕部皮肤。枕大神经与枕小神经在名称上相似，但枕小神经是颈神经前支所构成的颈丛的分支。

（7）第 3 枕神经。

第 3 枕神经是第 3 颈神经后支的分支，穿斜方肌浅出，分布于项区上部的皮肤。

4. 浅表淋巴

浅表淋巴主要有头、颈交界处的淋巴结和颈前、颈外侧的浅淋巴结。

（1）头、颈交界处的淋巴结。

头、颈交界处的淋巴结包括枕淋巴结、乳突淋巴结、腮腺淋巴结、下颌下淋巴结、颏下淋巴结。枕淋巴结位于枕部皮下、斜方肌止点表面，收纳枕、项部的淋巴注入颈外侧浅、深淋巴结。乳突淋巴结又称耳后淋巴结，位于耳后、胸锁乳突肌止点表面，收纳颞、顶、乳突区及耳郭后面皮肤的淋巴，注入颈外侧浅、深淋巴结。腮腺淋巴结，又称耳前淋巴结，分浅、深两群，分别位于腮腺表面及实质内，收纳面部、耳郭、外耳道和腮腺等处的淋巴，注入颈外侧浅淋巴结和颈深上淋巴结。下颌下淋巴结位于下颌下腺附近及下颌下腺实质内，收纳颏下、唇、牙、舌和口腔底的淋巴，注入颈外侧上深淋巴结。颏下淋巴结位于颏下三角内，收纳颏部、下唇中部、口腔底和舌尖等处的淋巴，注入颌下淋巴结及颈内静脉二腹肌淋巴结。

（2）颈前浅淋巴结。

颈前浅淋巴结沿颈前静脉排列，收纳舌骨下区浅淋巴管回流的淋巴，其输出管注入颈外侧下深淋巴结，或直接注入锁骨上淋巴结。

（3）颈外侧浅淋巴结。

颈外侧浅淋巴结位于胸锁乳突肌浅面及其后缘处，沿颈外静脉排列，收纳枕、耳后及腮腺淋巴结引流的淋巴，输出管注入颈外侧深淋巴结。

二、颈筋膜

颈筋膜位于浅筋膜和颈阔肌的深面，围绕颈、项部诸肌和器官，并在血管和神经周围形成筋膜鞘及筋膜间隙。颈筋膜可分为浅层、中层、深层。

1. 颈筋膜浅层

颈筋膜浅层围绕整个颈部，包绕斜方肌和胸锁乳突肌，形成两肌的鞘；向后附着于项韧带及第 7 颈椎棘突，向前在正中线彼此相延续；向上附着于颈上界的骨面，向下附着于颈、胸交界处的骨面。颈筋膜浅层在下颌下角和腮腺区分为两层，分别包绕下颌下腺和腮腺，形成两腺的筋膜鞘。此二鞘被茎突下颌韧带所分隔。颈筋膜浅层在距胸骨柄上缘 3～4 cm 处分为前、后两层，分别附着于胸骨柄的前、后缘，形成胸骨上间隙，内有胸锁乳突肌胸骨头、颈前静下段、颈静脉弓、淋巴结和脂肪组织等。

2. 颈筋膜中层

颈筋膜中层即气管前层，位于舌骨下肌群深面，包绕咽、食管颈部，喉、气管颈部，甲状腺和甲状旁腺等器官，又称内脏筋膜。其前下部覆盖气管，称为气管前筋膜；后上部覆盖颊肌和咽缩肌，称为颊咽筋膜。气管前筋膜向上附着于环状软骨弓、甲状软骨斜线和舌骨，向下包绕甲状腺形成甲状腺鞘，即甲状腺假被膜，并越过气管前面及两侧入胸腔与纤维心包相融合。筋膜中层向两侧延续，包绕颈总动脉、颈内动脉、颈内静脉和迷走神经，形成颈动脉鞘。该鞘上起自颅底，下续纵隔，周围接疏松结缔组织与颈筋膜的浅层和深层相融合。

3. 筋膜深层

筋膜深层位于椎前肌及斜角肌前面，上附于颅底，下续前纵韧带及胸内筋膜，向后覆盖颈后肌并附着于项韧带。颈交感干、膈神经、臂丛及锁骨下动脉等结构均行经其后方。该筋膜向下外方包绕腋血管及臂丛，形成腋鞘。

三、筋膜间隙

1. 胸骨上间隙

封套筋膜在距骨柄上缘 3～4 cm 处，分为深、浅两层，向下分别附于胸骨柄前、后缘，两层之间为胸骨上间隙。

2. 锁骨上间隙

锁骨上间隙是颈筋膜浅层在锁骨上方分为两层形成的筋膜间隙，经胸锁乳突肌后方与胸骨上间隙相通；内有颈前静脉、颈外静脉末段及疏松结缔组织等。

3. 气管前间隙

气管前间隙位于气管前筋膜与气管颈部之间，内有甲状腺峡、气管前淋巴结、甲状腺下静脉、甲状腺奇静脉丛、甲状腺最下动脉、头臂干及左头臂静脉。

4. 咽后间隙

咽后间隙位于颊咽筋膜与椎前筋膜之间，间隙内充满疏松组织。该间隙向上达颅底，向下通后纵隔，其外侧为颈动脉鞘；其延伸至咽壁侧方的部分，称为咽旁间隙，内有淋巴结及疏松结缔组织。

5. 椎前间隙

椎前间隙位于椎前筋膜与脊柱颈段之间，其内有颈长肌、头长肌和颈交感干及少许疏松结缔组织。

6. 下颌下间隙

下颌下间隙在下颌下三角内，其顶为覆盖下颌舌骨肌下面的筋膜，底为颈筋膜浅层，其前、后界分别为二腹肌的前、后腹。间隙内主要有下颌下腺及其周围的神经、血管和淋巴等组织。

第二节 颈椎的特点

颈椎是由 7 节椎骨及椎间盘、椎间关节和韧带构成的复杂结构。上端承托颅骨，下端与脊柱胸段相连，是脊柱活动度最大的部位。

一、第 1 颈椎

第 1 颈椎又称寰椎。寰椎由前弓、后弓和两个侧块构成，上、下关节突的关节面均为凹形。上关节面朝向内上，与枕骨髁相关节；下关节面朝向内下，可在枢椎形似"斜肩"的上关节面上转动。

二、第 2 颈椎

第 2 颈椎又称枢椎。枢椎的突出特征是其椎体上的指状突起，即齿突，原为寰椎椎体，发育过程中脱离寰椎而与枢椎体融合，是限制寰椎水平移位的枢轴。齿突根部少许缩窄，中部前面有与寰椎前弓相关节的关节面，根后部有一浅沟，为横韧带的压迹。齿突顶部有齿突尖韧带附着，顶后部两侧的粗糙面有翼状韧带附着。寰椎及枢椎的结构非常独特，由它们构成的复合体可使头部做点头和旋转运动。

三、第 3 ～ 6 颈椎

第 3 ～ 6 颈椎均有共同的形态特征。由于颈椎承重最小，其椎体相对于椎弓和椎孔的尺寸来说较小且薄，横向尺寸大于前后方向尺寸。椎体上部外侧缘向上隆起形成钩突关节，为颈段脊柱所特有。第 3 ～ 6 颈椎最明显的特征性解剖标志是位于横突上的横突孔，其内有椎动脉穿过。横突上有两个结节，前结节为颈前肌群的起始，后结节为颈后肌群的起始和附着。结节间的深沟有颈脊神经通过。

四、第 7 颈椎

第 7 颈椎位于颈、胸段脊柱的移行处，其椎体底面比椎体上面大，棘突很长，在活体上易摸到，为常用的骨性标志。通常椎动脉不穿过第 7 颈椎的横突孔。

五、颈椎棘突

颈椎棘突与胸椎、腰椎棘突不同，第 1 颈椎无棘突，只有后结节，其上面主要附着有项韧带、头后小直肌及寰枕后膜。第 2～6 颈椎棘突较短，末端分叉。第 7 颈椎棘突最长，末端不分叉，第 7 颈椎棘突与上下关节面基本呈水平位，低头时在后正中线上可见一显著突起，为颈椎棘突定位标志。

第三节 颈椎关节

一、颈椎关节突关节

颈椎关节突关节有引导和限制运动节段运动方向的作用，自枢椎以下开始，由上位颈椎的下关节突与下位颈椎的上关节突构成，关节面较平，向上约呈 45°倾斜。这决定了颈椎有较大范围的屈曲和伸展、侧弯和旋转活动，但第 2 颈椎与第 3 颈椎之间倾斜度常有变化，关节面覆盖有一层透明软骨，关节囊附着于关节软骨的边缘，较为松弛，属于滑膜关节，外伤时容易引起半脱位。椎间关节构成间孔的后壁，其前方与椎动脉邻近。下部颈椎的椎间关节所承受的压力较上部的大，引起骨质增生的概率也较大。

二、钩椎关节

钩椎关节是由颈椎侧方的钩突与相邻上一椎体下面侧方的斜坡形成，左右各一。最初钩突呈水平方向，7 岁以后变为垂直方向，下部颈椎向侧方的斜度增大，因而椎间孔较小。钩椎关节是由于适应颈椎运动功能的发展，由直接连接向间接连接组织分化的结果。屈伸运动时，上位椎体向前或向后滑动，钩椎关节的关节面之间也有相应的滑动，这时钩椎关节起引导颈椎屈伸运动的作用。钩椎关节的运动是综合的，单纯的侧弯运动是不存在的，经常与旋转及后伸运动并存。

三、寰枕关节

寰枕关节的关节窝由寰椎的上关节凹构成，关节头由枕骨的枕骨髁构成，属于椭圆关节，左右成联合关节，可使头部额状轴做屈伸运动，矢状轴做侧屈运动。寰枕关节囊松弛，上方起自枕骨髁的周围，向下止于寰椎上关节凹的边缘。关节囊周围包绕的韧带有寰枕前膜及寰枕后膜。

四、寰枢关节

寰枢关节由 3 个独立关节组成联合关节，其中两个由寰椎下关节面与枢椎上关节面联结构成，另一个由齿突前关节面和寰椎前弓后的齿突凹相构成，以及由齿突后关节面和寰椎横韧带相关节组成。覆膜是坚韧的薄膜，从枕骨斜坡下降，覆盖于寰椎十字韧带的后面，向下移于后韧带。寰枢关节仅能使头部绕垂直轴做回旋运动。

第四节　颈椎相关韧带

一、前纵韧带

前纵韧带起自枕骨的咽结节，向下经寰椎前弓及各椎体的前面，止于第 1 或第 2 骶椎的前面，是人体中最长的韧带。其作用是限制颈椎过度后伸。

二、后纵韧带

后纵韧带起自颅底（枕骨内面），向下附于骶管前面上份，至腰下份渐成窄条，末端尖细。

三、黄韧带

黄韧带向上附着于上位椎板下缘的前面，向下附着于下位椎板上缘的后面，薄且较宽。在中线，两侧黄韧带之间留一缝隙，有静脉通过，连接椎骨后静脉丛与椎管内静脉丛。黄韧带与棘上韧带、棘间韧带都可使脊柱过度前屈。

四、项韧带

项韧带由第 7 颈椎棘突棘上韧带移行而成，为三角形弹力纤维膜。底部向上附着于枕外隆突和枕外嵴，尖向下附着于寰椎后结节及第 2～7 棘突的尖部。后缘游离而肥厚，斜方肌附着其上，作为两侧项肌的纤维膈。项韧带具有协助肌群支持头部的作用。

五、棘间韧带

棘间韧带位于相邻两椎骨的棘突之间，向前与黄韧带融合，向后移行于项韧带。

第五节　颈项部肌群

一、斜方肌

斜方肌为扁肌，覆盖项区和胸背区上部，呈底边向内的三角形，双侧肌合为菱形。起自枕外隆突、上项线、颈椎及胸椎的棘突，上部纤维行向下外，止于锁骨外侧端；中部纤维水平向外，止于肩峰和肩胛冈上缘；下部纤维向上外，止于肩胛冈下缘的内侧份。以第 7 颈椎棘突为中心，该肌起始部的腱膜左、右两侧也呈菱形，作用是收缩时可使头颈后仰。该肌上部收缩可提肩胛骨，使肩胛骨外旋；该肌下部收缩，使肩胛骨下降；两侧同时收缩，使肩胛骨向脊柱靠拢。斜方肌受副神经和颈神经双重支配。

二、肩胛提肌

肩胛提肌位于斜方肌上部的深面，起自第 1～4 颈椎横突后结节，肌纤维向下外，止于肩胛骨的内侧角和脊柱缘的上部，受肩胛骨背神经支配。

三、菱形肌

菱形肌位于斜方肌的深面、脊柱与肩胛骨之间。起自项韧带下份及第 6、第 7 颈椎棘突和第 1～4 胸椎的棘突，止于肩胛骨内缘。该肌作用是收缩时，使肩胛骨向内上方，并向脊柱靠拢。菱形肌受第 4～6 颈神经支配。

四、头半棘肌、颈半棘肌

头半棘肌两侧纵列于颈椎棘突及项韧带的两侧，起自上位胸椎横突，止于枕骨。该肌的神经支配来自脊神经后支。颈半棘肌位于第2颈椎至颈椎中下段棘突侧方的深面，回旋肌，多裂肌的浅面，起自第2～7颈椎横突后结节，大部分纤维止于第2颈椎棘突。该肌作用是协助头夹肌转颈，受第2～3颈椎神经支配。

五、头夹肌、颈夹肌

夹肌包括头夹肌、颈夹肌。其中，头夹肌起自第2胸椎棘突，止于第1～3颈椎横突的肌束；颈夹肌起自第3～6胸椎棘突，止于第1～3颈椎横突的肌束。夹肌在半棘肌的后外方，起自下5个颈椎后方的项韧带和第1～6胸椎棘突，肌纤维向外上方斜行覆盖头半棘肌的中上部。夹肌的神经支配来自颈神经后支。

六、颈阔肌

颈阔肌位于颈前外侧部浅筋膜内，为一皮肌，薄而宽阔，起自胸大肌和三角肌表面的筋膜，向上内止于口角、下颌骨下缘及面部皮肤。该肌深面的浅筋膜内有颈前静脉、颈外静脉、颈外侧浅淋巴结、颈丛的皮支及面神经的颈支等。

七、胸锁乳突肌

胸锁乳突肌位于颈部的两侧，大部分被颈阔肌所覆盖，为一强有力的肌，在颈部形成重要肌性标志。起自胸骨柄的前面和锁骨的内侧段，二头会合后斜向上方，止于颞骨的乳突。该肌的功能是维持正常端正姿势及使头部在水平方向上从一侧到另一侧的观察物体运动。当颈稍前屈，面部转向一侧时，可见胸锁乳突肌明显隆起，胸锁乳突肌的胸骨头、锁骨头与锁骨的胸骨端上缘之间形成锁骨上小窝。

八、头长肌、颈长肌

头长肌、颈长肌是头前深部内侧肌，位于颈段脊柱前面。头长肌位于颈长肌上部前面深层肌肉，起自第3～6颈椎横突前结节，斜向上内，止于枕骨基底，其作用是两侧收缩使头前屈，单侧收缩使头屈向同侧。头长肌受第 1 ～ 5 颈神经支配。颈长肌位于颈椎前外侧和上 3 个胸椎前面,可分上外侧和下内侧两部分。颈长肌下内侧部起自上第 3 颈椎和第 3 胸椎前面,止于第 2 ～ 4 颈椎棘和第 5 ～ 7 颈椎横突前结节。上外侧部起自第 3 ～ 6 颈椎横突前结节,止于寰椎前结节。其作用主要是双侧收缩,使颈前屈,单侧收缩使颈侧屈。颈长肌由第 3 ～ 8 颈神经前支支配。

九、头前直肌和头外侧直肌

头前直肌和头外侧直肌是头前深部内侧肌,位于寰椎与枕骨间的小肌,前者位于内侧,后者位于外侧。头前直肌位于寰枕关节前面,起自寰椎横突,止于枕骨底下面枕骨大孔前方。该肌作用主要是低头、侧屈,受第 1、第 2 颈神经前支支配。头外侧直肌位于头前直肌的外侧,起自寰椎横突前外下方,止于枕骨外侧的下面。该肌作用主要是使颈前屈和侧屈,受第 1 颈神经支配。

第六节　颈椎相关神经

根据脊神经与脊髓的连接关系,颈段脊髓联系的脊神经为颈神经,颈神经经同序数椎体上方或下方的椎间孔穿出椎管,形成特定的位置关系。第 1 颈神经在寰椎与枕骨之间的间隙离开椎管,第 2 ～ 7 颈神经经同序数颈椎上方的椎间孔穿出椎管,第 8 颈神经则在第 7 颈椎下方的椎间孔穿出椎管。

颈神经的前支相互交织形成颈神经丛,即颈丛。颈神经的后支分为肌支和皮支,其中形成较大的神经干,分布范围较大,具有明显的临床意义。如第 1 颈神经后支又称枕下神经,该支直径粗大,在寰椎后弓上方与椎动脉下方之间穿行,支配椎枕肌。第 2 颈神经后支的皮支称为枕大神经,该神经穿斜方肌肌腱到达皮下,分布于枕、项部皮肤。第 3 颈神经后支的内侧支称为第 3 枕神经,该神经穿过斜方肌至皮下,分布于枕部下方皮肤。

一、颈丛

颈丛由第 1 ~ 4 颈神经前支相互交织构成，位于胸锁乳突肌上部的深面，中斜角肌和肩胛提肌起始端的前方。颈丛的分支分别分布于皮肤的皮支、深层肌的肌支和其他神经相互连接的交通支。颈丛皮支在胸锁乳突肌深面集中后，在该肌后缘中点附近浅出，然后散开行向各方，分布于一侧颈部及周围皮肤。颈丛的主要分支有以下几种：

1. 枕小神经

该神经沿胸锁乳突肌后缘上行，分布于枕部及耳郭背面上部的皮肤。

2. 耳大神经

该神经沿胸锁乳突肌表面向耳垂方向上行，分布于耳郭及附近皮肤。

3. 颈横神经

该神经发出后横行跨过胸锁乳突肌表面向前走行，分布于颈前部皮肤。该神经支常与面神经分支间有交通支存在。

4. 锁骨上神经

该神经共有 2 ~ 4 条分支，呈辐射状行下方和下外侧，越过锁骨达胸前壁上份及肩部。该神经主要分布于颈侧屈下份、胸壁上部和肩部的皮肤。

5. 膈神经

该神经在前斜角肌上端的外侧下行，继而沿前斜角肌前面下降至内侧，在锁骨下动脉、静脉之间经胸廓上口进入胸腔，下达膈肌。

二、臂丛

由第 5 ~ 8 颈神经前支与第 1 胸神经前支的大部分纤维组成，分支主要分布于上肢，有些小分支分布于胸上肢肌、背部浅层肌和颈深肌。该神经丛的主要结构先经斜角肌间隙向外侧穿出，继而在锁骨后方行向外下进入腋窝。进入腋窝之前，神经丛与锁骨下动脉关系密切，恰好位于该动脉的后上方。组成臂丛的 5 条脊神经前支经过反复分支、交织和组合后，最后形成 3 条神经束。在腋窝内，3 条神经束分别走行于腋动脉的内侧、外侧和后方，将该动脉的中段包夹在中间。这 3 条神经束也因此分别称臂丛内侧束、臂丛外侧束和臂丛后束。臂丛的主要分支多发源于这 3 条神经束，主要的分支有腋神经、肌皮神经、胸背神经、胸长神经、正中神经、桡神经、尺神经。臂丛神经主要支配上肢和肩背、胸部的感觉和运动。

1. 腋神经

该神经发自臂丛后束，伴旋肱后动脉绕肱骨外科颈的后方至三角肌深面。

2. 肌皮神经

该神经自外侧束发出向外下斜穿喙肱肌，经肱二头肌和肱肌之间下行，发出分支支配这 3 条肌肉。终支在肘关节稍上方的外侧，穿深筋膜至皮下，改称前臂外侧皮神经，分布于前臂外侧皮肤。

3. 胸背神经

该神经起自后束，沿肩胛骨外侧缘伴肩胛下血管下行，分布于背阔肌。该神经损伤后不能做背手动作。

4. 胸长神经

该神经于锁骨上方发自臂丛，沿前锯肌外侧面下降，并支配该肌。损伤此神经可引起前锯肌瘫痪，表现为"翼状肩"，上肢上举困难，不能做梳头动作。

5. 正中神经

该神经以两根分别起于内、外侧束，两根包夹腋动脉，向下成锐角汇合成正中神经，沿肱二头肌内侧缘伴肱动脉下行至肘窝，穿旋前圆肌于前臂指浅、深屈肌之间下行，经腕管至手掌。先发出正中神经返支进入鱼际，继而发出 3 条指掌侧总神经，再各分为 2 支掌侧固有神经至第 1 ～ 4 指相对缘。

6. 桡神经

该神经是后束发出的一条粗大的神经，初在腋动脉的后方，继而伴肱深动脉向后，在肱三头肌深面紧贴桡神经沟向下外行，至肱骨外上髁前方分为浅支和深支。桡神经浅支在肱桡肌深面伴桡动脉下行，至前臂中、下 1/3 交界处转向手背，分布于手背桡侧 1/2 及桡侧 2 个半手指近节背面皮肤。桡神经深支至前臂后面深浅层肌之间下降，分数支，其长支可达腕部。

7. 尺神经

该神经发自臂丛内侧束，在腋动、静脉之间出自腋窝，沿肱二头肌内侧缘伴肱动脉下行，至臂中份穿内侧肌间隔至臂后面，再下行穿过内上髁后面的尺神经沟，在此处，其位置表浅。尺神经在前臂尺侧腕屈肌深面伴尺动脉下行，至桡腕关节上方发出尺神经手背支，本干下行经豌豆骨桡侧分为浅支、深支入手掌。

第七节　颈椎相关血管

一、颈总动脉

头颈部的主要动脉干，左侧发自主动脉弓，右侧起于头臂干。两侧颈总动脉均经胸锁关节后方，沿食管、气管和喉的外侧上升，至甲状软骨上缘分为颈内动脉和颈外动脉。颈总动脉上段位置表浅，在活体上可摸到其波动。在颈动脉分叉处有颈动脉窦和颈动脉小球两个重要结构。

二、锁骨下动脉

锁骨下动脉左侧起于主动脉弓，右侧起于头臂干。从胸锁关节后方斜向外至颈根部，呈弓状沿肺尖经胸膜顶前方，穿斜角肌间隙，至第 1 肋外缘延续移行为腋动脉。

三、椎动脉

椎动脉起自锁骨下动脉第 1 段，沿前斜角肌内侧上行，穿第 1～6 颈椎横突孔，进入枕下三角，经枕骨大孔入，按其行程可分为 4 段：第 1 段为椎前部，位于椎动脉三角内，即自起始处至第 6 颈椎横突孔的一段；第 2 段为横突部，穿行于上 6 个颈椎横突孔内；第 3 段为寰椎部，横行于枕下三角，横卧于寰椎后弓上面的椎动脉沟内；第 4 段为颅内部，位于颅内。椎动脉是向颅内供血的主要血管之一，在颅外，有横突部发出数条细小的肌支和脊支，前者分布到颈深肌，后者经椎间孔入椎管，分布于颈椎和脊髓及其被膜。椎动脉表面包裹有丰富的交感神经丛。

第三章 颈部物理检查

第一节 一般体格检查

一、颈部检查注意事项

颈部检查应在平静、自然的状态下进行，被检查者最好取舒适坐位，解开内衣，暴露颈部和肩部。检查时手法应轻柔，当怀疑有颈椎疾病时更应注意，尤其是疑似颈椎骨折、脱位、脊髓受压等严重情况，应减少对颈部检查，避免脊髓损伤。急性损伤时应采取卧位，需要翻身转体时，一定要轴线翻身。陈旧性损伤时可采取坐位或立位，特殊检查时可采取相应的体位。检查动作要规范，对急性损伤检查手法要轻柔，以免加重损伤，局部检查应与全身检查相辅而行。

二、颈部的外观

正常人的颈部直立，两侧对称，矮胖者较粗短，瘦长者较细长，男性甲状软骨比较突出，女性相对不显著，转头时可见胸锁乳突肌突起。头稍后仰，更易观察颈部有无包块、瘢痕和两侧是否对称。正常人在静坐时颈部血管不显露。颈部的外观检查有以下几点：

1. 颈部分区

根据解剖结构，颈部两侧各分为颈前三角和颈后三角。颈前三角为胸锁乳突肌内缘、下颌骨下缘与前正中线之间的区域。颈后三角为胸锁乳突肌的后缘、锁骨上缘与斜方肌前缘之间的区域。临床常用于描述和标记颈部病变的部位。

2. 颈部皮肤

颈部皮肤检查时应注意有无蜘蛛痣、感染病灶（疖、痈、结核）及其他局限性或广泛性病变，如瘢痕、瘘管、神经性皮炎、银屑病等。

3. 颈部包块

检查时应注意肿块的部位、数目、大小、质地、活动度、有无压痛、与邻近器官的关系等特点。例如，淋巴结肿大，如果质地不硬，有轻度压痛时，可能为非特异性淋巴结炎；如果质地较硬，且伴有纵隔、胸腔或腹腔病变的症状或体征，则应考虑到恶性肿瘤的淋巴结转移；如果为全身性、无痛性淋巴结肿大，则多见于血液系统疾病；如果包块圆形、表面光滑、有囊样感、压迫能使之缩小，则可能为囊状瘤；如果颈部包块弹性大又无全身症状，则应考虑囊肿的可能。肿大的甲状腺和甲状腺来源的包块在做吞咽动作时可随吞咽向上移动，以此可与颈前其他包块鉴别。

三、颈部的运动

正常人坐位时颈部可直立，伸屈、转动自如，检查时应注意颈部静态与动态时的改变。

1. 头不能抬起

常见于严重消耗性疾病的晚期、重症肌无力、脊髓前角细胞炎、进行性肌萎缩等。

2. 斜颈

头部向一侧偏斜称为斜颈。常见于颈部肌群外伤、瘢痕收缩、先天性颈部肌挛缩、痉挛性斜颈。先天性斜颈的特征性表现为患者胸锁乳突肌粗短，如两侧胸锁乳突肌差别不明显时，可嘱患者把头位复正，此时患侧胸锁乳突肌的胸骨端会立即隆起。

3. 颈部运动受限

颈部前屈、后仰、旋转等活动受到限制并伴有疼痛，临床多见于颈部软组织炎症、颈肌扭伤、肥大性脊椎炎、颈椎结核或肿瘤等。头颈旋转或斜颈畸形多见于上颈椎损伤，如寰椎骨折或齿突骨折，齿突发育不良伴寰椎、枢椎不稳等。小儿寰椎、枢椎半脱位常以头颈旋转畸形为首发症状。

4. 颈部强直

颈部强直为脑膜受刺激的特征，见于各种脑膜炎、蛛网膜下腔出血等。颈部肌肉及颈后部肌群紧张常表现于急性扭伤，颈后部肌群痉挛往往是继发性损伤的一种保护性反应。

5. 颈椎关节活动度

颈椎中立位即面部向前，双眼平视。正常前屈或后伸为 35°～45°；左右侧屈 45°；左右旋转为 60°～80°。

四、颈椎的检查

1. 棘突、棘间隙和椎旁肌触诊

自颈棘突依次向上用拇指按压。颈椎项韧带骨化或钙化常可在棘突表面触及硬性条状物，可推动。两个棘突之间凹凸不平或凹陷，表示该节段棘间韧带损伤或骨折脱位。在棘突骨折或椎板骨折的患者可触及浮动棘突，对此类患者切不可用力按压，以免加重脊髓损伤。

2. 颈椎椎体前方触诊

用食指和中指在胸锁乳突肌和颈动脉鞘内侧将甲状腺、气管及食管推过中线，即可触及颈椎椎体和椎间盘前部，如有明显压痛可能提示该部位损伤。

3. 臂丛牵拉试验

患者取端坐位，检查者一手扶持患者颈部做对抗，另一手将患者患肢外展，反向牵拉。若患侧上肢放射痛或麻木者为阳性。

4. 压颈试验 / 椎间孔挤压试验

患者取端坐位，头略后仰或偏向患侧，检查者用手向下压迫患者头部，若患侧上肢出现放射痛者为阳性。

5. 头部叩击试验

患者取端坐位，检查者一手平置于患者头部，另一手轻叩击检查者手背。若患者颈部不适、疼痛或上肢一侧或两侧痛、酸麻者为阳性。

6. 颈部牵拉试验

患者取端坐位，检查者上牵患者头颅。若患者颈及臂痛有缓解者为阳性。

第二节 颈部神经功能检查

一、有关的脑神经检查

下颈椎疾患一般不累及脑神经，而上颈椎疾患有时可出现后四组脑神经受损的表现，因此在上颈椎疾患的诊断中，后四组脑神经的检查具有一定的意义。

1.舌咽神经、迷走神经

询问患者有无吞咽困难，喝水是否有逆流及呛咳，说话有无声音嘶哑、鼻音及失音等。

（1）嘱患者张口做"啊"的动作，观察软腭运动是否正常、双侧是否对称、悬雍垂是否偏斜。

（2）用棉签轻触患者咽部黏膜，检查一般感觉。

（3）用压舌板分别轻触患者两侧咽后壁黏膜，引起干呕动作及软腭上抬动作为阳性。其反射弧传入、传出神经分别为舌咽神经、迷走神经，中枢为延髓。

2.面神经

（1）观察患者有无斜颈、塌肩及胸锁乳突肌和斜方肌有无萎缩。

（2）嘱患者做转头和耸肩动作，检查两侧胸锁乳突肌和斜方肌的肌力，并双侧对比。

3.舌下神经

（1）嘱患者伸舌，观察有无偏斜，舌肌有无萎缩及肌纤维颤动。

（2）嘱患者用舌尖分别顶推两侧颊部，用手指自外向内按压，检测肌力。

二、神经-肌肉运动系统检查

对全身或部分肌肉的肌张力、步态、姿势、肢体运动及有无肌力等有步骤地进行检查。

1.肌容积检查

观察肌肉有无萎缩，测量肢体周径，判断肌肉营养状况。

2.肌张力检查

肌张力指静息状态下肌肉紧张度。检查方法：嘱患者放松肌肉，用手触摸肌肉硬度，并测定其被动运动时的阻力是正常、升高还是降低，以及关节运动幅度。亦可叩击肌腱听声音，声音高者肌张力高，声音低者肌张力低。

（1）肌张力升高，触摸肌肉时有坚实感，做被动运动检查时阻力增加，可表现为以下两点：①痉挛性。在被动运动开始时阻力较大，终末时突感减弱，称为折刀现象，多见于锥体束损害。②强直性。指一组拮抗肌肉的张力增加，做被动运动时，伸肌与屈肌肌力同等增加，如同弯曲铅管，称为铅管样强直，多见于锥体外系损害。如在强直性肌张力增强的基础上又伴有震颤，当做被动运动时可出现齿轮顿挫样感觉，故称齿轮样强直。

（2）肌张力减弱，触诊肌肉松软，被动运动时肌张力减弱，可表现为关节过伸，多见于周围神经、脊髓灰质前角病变。

（3）常用的肌张力检查方法如下：①肢体下坠试验。患者仰卧闭目，检查者举起患者的1个肢体后突然放开，肌张力高时坠速缓慢，减退时则快，左右对比检查。②上肢伸举试验。患者闭目，双臂平伸。有锥体束张力痉挛或小舞蹈症者，前臂渐趋内旋；有小脑疾病者则向外偏斜；轻瘫者，患肢逐渐下沉；严重深感觉障碍者，则手指呈不自主蠕动。

3.肌力检查

肌力的测定标准指肌肉主动收缩的力量，即患者在主动动作时所表现的肌肉收缩力，全身骨骼肌甚多，并非每块肌肉均需检查。对手部肌力最好使用握力计测定，既较精确，又便于治疗前后的对比观察。临床上通用的肌力评定标准是六级分法，即0级为肌力完全消失，无活动；1级为肌肉能收缩，关节不活动；2级为肌肉能收缩，关节稍有活动，但不能对抗肢体重力；3级为能对抗肢体重力使关节活动，但不能对抗外来阻力；4级为能对抗外来阻力使关节活动，但肌力较弱；5级为肌力正常。

4. 颈脊神经支配肌肉的检查

（1）胸锁乳突肌。

对应的脊髓节段及神经是第 3、第 4 颈髓段和副神经。检查方法是将患者的头向一侧倾斜，脸转向对侧，并给以阻力；或后仰位前伸，并给以阻力，便可分别测试同侧、双侧的胸锁乳突肌肌力。该肌运动功能为使头颅屈曲、旋转。

（2）斜方肌。

对应的脊髓节段及神经是第 3、第 4 颈髓段和副神经。检查方法是检查者面对患者背部，患者抗阻力耸肩，可测试其上部肌肉肌力；患者抗阻力向后并拢双肩、内收肩胛骨，可触摸其下部肌肉的收缩。

（3）菱形肌。

对应的脊髓节段及神经是第 4、第 5 颈髓段和肩胛背神经。检查方法是患者双手叉腰，肘抗阻力后移。该肌运动功能是让肩胛骨内收和上抬。

（4）冈上肌。

对应的脊髓节段及神经是第 5 颈髓段和肩胛上神经。检查方法是患者上臂抗阻力外展。该肌运动功能是上臂外展 15°。

（5）冈下肌。

对应的脊髓节段及神经是第 5、第 6 颈髓段和肩胛上神经。检查方法是患者屈肘 90°，上臂外旋，检查者从前臂外侧加以阻力。该肌运动功能是使上臂外旋。

（6）前锯肌。

对应的脊髓节段及神经是第 5～7 颈髓段和胸长神经。检查方法是患者双手向前伸推抵墙壁，肩胛展开，呈翼状肩胛，双手下垂时，患侧肩胛向脊柱中线移位。该肌运动功能是使肩胛骨向外、向前。

（7）肩胛下肌。

对应的脊髓节段及神经是第 5～6 颈髓段和肩胛下神经。检查方法是患者屈肘 90° 后前臂内旋，检查者从前臂内侧加阻力。该肌运动功能是使上臂内旋。

（8）小圆肌。

对应的脊髓节段及神经是第 5～6 颈髓段和腋神经。检查方法是患者前屈肘，上臂置于胸前，抗阻力外展前臂。该肌运动功能是使上臂内旋。

（9）胸大肌。

对应的脊髓节段及神经是第 5 ～ 8 颈髓段、第 1 胸髓和胸前神经。检查方法是患者将上举高于水平面的两上肢放下并抗阻力内收，可测试其锁骨部分；将平举的上臂抗阻力内收，可测试其肋骨部分。该肌运动功能是使上臂内收、内旋。

（10）背阔肌。

对应的脊髓节段及神经是第 6 ～ 8 颈髓段和胸背神经。检查方法是患者使上臂外展至水平位，抗阻力内收、内旋、后伸。该肌运动功能是使上臂内收、内旋、后伸。

（11）膈肌。

对应的脊髓节段及神经是第 3 ～ 5 颈髓段发出的脊神经。检查方法是患者仰卧于床上做深呼吸，检查者触摸患者腹壁的紧张度，并以此判断其肌力。

（12）三角肌。

对应的脊髓节段及神经是第 5 颈髓发出的脊神经（腋神经）。该肌分为 3 部，前部收缩时提臂向前，中部收缩时则使臂外展至水平位，后部收缩时引臂向后。检查时可依此予以阻力判定。

（13）肱二头肌。

对应的脊髓节段及神经是第 5 颈髓发出的肌皮神经，具有使前臂屈曲和前臂旋后的作用。检查时可让患者前臂旋后、屈肘，再于腕部予以对抗阻力。

（14）肱三头肌。

对应的脊髓节段及神经是第 7 ～ 8 颈髓的桡神经。检查方法是检查者托住患者上臂以消除前臂重力的影响，此后患者在对抗阻力情况下伸直前臂，即可触及该肌的收缩。

（15）大鱼际肌。

对应的脊髓节段及神经是第 6 ～ 7 颈髓发出的正中神经。检查时主要观察有无萎缩及萎缩程度。

（16）小鱼际肌。

对应的脊髓节段及神经是第 8 颈髓、第 1 胸髓发出的尺神经。

5. 轻瘫试验

当肌力减弱不明显，用上述检查方法无法诊断时，可用轻瘫试验估测。嘱患者平举两上肢，掌心向下，瘫痪侧上肢表现为旋前、掌心向外并下垂，即上肢轻瘫试验阳性；嘱患者卧位，两小腿抬高约 45°，并保持此姿势，瘫痪侧肢体自然慢下落，即下肢轻瘫试验阳性。

第四章　颈部影像学检查

第一节　常用的检查

一、X 线检查

X 线检查是颈椎损伤及某些疾患诊断的重要手段，也是颈部最基本最常用的检查技术，即使在当前影像学技术高度发达的情况下，也是不可忽视的一种重要检查方法。X 线平片对于判断疾患损伤的严重程度、治疗方法选择、治疗评价等可以提供影像学基础。采用 X 线检查时，常拍摄全颈椎正侧位片、颈椎伸屈动态侧位片、斜位摄片，必要时拍摄颈 1～2 椎体开口位片和断层片。正位片可见钩椎关节变尖或横向增生、椎间隙狭窄；侧位片可见颈椎顺列不佳、反曲、椎间隙狭窄、椎体前后缘骨赘形成、椎体上下缘（运动终板）骨质硬化、发育性颈椎管狭窄等；过屈、过伸侧位可有节段性不稳定；左、右斜位片可见椎间孔缩小、变形。有时还可见到在椎体后缘有高密度的条状阴影——颈椎后纵韧带骨化。

颈椎病 X 线检查可见病变节段椎间隙变窄，椎体上、下缘及钩椎关节部骨质增生或形成骨赘；侧位片可见颈椎序列改变；过伸、过屈侧位片可见颈椎不稳定；双斜位片可见颈椎椎间孔骨质增生或变窄。

二、MRI 检查

颈部 MRI（Magnetic Resonance Imagine，磁共振成像）检查可以清晰地显示出椎管内、脊髓内部的改变，以及脊髓受压部位和形态改变，对于颈椎损伤、颈椎病及肿瘤的诊断具有重要作用。当颈椎间盘退变后，其信号强度亦随之降低，无论在矢状面还是横断面，都能准确诊断椎间盘突出。MRI 在颈椎疾病诊断中，能显示椎间盘突出向后压迫硬脊膜囊及神经根的范围和程度。

颈椎病 MRI 检查可见病变节段椎间盘退变突出，后纵韧带、黄韧带增厚，椎体后缘、钩椎关节骨质增生或骨赘形成，一侧或双侧神经根及部分硬膜囊受压，可伴有脊髓局部高信号改变。

三、CT 检查

CT（Computed Tomography，电子计算机断层扫描）检查可以显示出椎管的形状及颈椎后纵韧带骨化的范围和对椎管的侵占程度，或者椎体后缘钙化、钩椎关节增生情况。脊髓造影配合 CT 检查可显示硬膜囊、脊髓和神经根受压的情况。

颈椎病 CT 检查可以显示病变节段椎体后缘、钩椎关节骨质增生及后韧带骨化情况。

四、肌电图检查

对于 MRI 提示多节段病变的患者，肌电图有助于明确责任神经节段，并有助于其他神经病变的鉴别诊断。肌电图检查原理是肌肉运动时可以产生生物电活动，将此生物电用针状电极和表面电极作为引导，通过一定仪器的放大、显示、监测、摄影等步骤，从而显示出一定的波形，即肌电图。当神经、肌肉发生病变时，肌肉的生物电位活动、神经传导过程、神经和肌肉对电刺激的反应都可能发生变化。结合临床分析，肌电图不但能够区分出神经肌肉疾病的病损部位和损伤程度，而且对肌肉的无力、瘫痪、萎缩、异常收缩及感觉障碍、疼痛等症状可以提供客观的资料，以判断病变的程度，以及估计预后、恢复的情况。其主要缺点是不能提供病因的诊断，如果出现检查结果异常则意义较大，而检查结果正常则意义较小。在临床上，肌电图是鉴别颈椎病与运动神经元疾病（包括脊髓性肌萎缩症、肌萎缩侧索硬化症等）非常重要的检查手段，甚至是运动神经元疾病与颈椎病相鉴别的唯一辅助检查手段。在进行肌电图检查时，需要将针状电极插入患者体内的肌肉中，会给患者带来一定的痛苦。

肌电图对于神经根压迫的诊断具有独特的价值。神经肌肉单位又称为运动单位，由一个前角运动神经元及其支配的肌纤维组成。正常的运动单位在静止时，肌纤维呈极化状态。当神经冲动传到肌纤维时，肌纤维呈去极化状态，即产生动作电位并发生收缩，收缩之后又恢复极化状态。由于神经、肌肉病变性质及部位的差异，动作电位也不同。通过多级放大后将其显示在示波器上，形成可视化波形。神经根型颈椎病或颈椎间盘突出症都会因神经根长期受压而发生变性，肌电图检查可根据其受累的外周肌肉、神经做出明确的定位诊断。对于颈椎间盘突出症患者，肌电图检出率很高。肌电图检查还可以对颈椎间盘突出症患者的治疗效果做出适当的评估。

五、彩色多普勒超声检查

彩色多普勒超声检查主要用于观察椎动脉的走行及管壁情况、管腔内有无异常回声、管腔有无外来压迫，测量各段椎动脉内径，观察椎动脉的血流状态和流向。彩色多普勒超声检查可直接显示椎动脉狭窄管腔的彩色流柱变细或血流失落，对颈椎病椎动脉供血不足有一定诊断价值。

六、其他

经颅彩色多普勒（TCD）、数字减影血管造影（DSA）、磁共振血管成像（MRA）可探查基底动脉血流、椎动脉颅内血流，推测椎动脉缺血情况，是检查椎动脉供血不足的有效手段，也是临床诊断颈椎病，尤其是椎动脉型颈椎病的常用检查方法。另外，椎动脉造影和椎动脉超声对诊断也有一定帮助。

第二节　颈椎相关疾病的影像检查特点

一、颈椎退行性变

1. X线检查

（1）脊柱生理弯曲变直、侧弯。

（2）唇样骨赘和骨桥。骨质增生在椎体边缘处最明显，呈唇样、刺状突起，也可相连形成骨桥，椎体后缘骨赘可突入椎间孔或椎管内，压迫脊髓和神经根。

（3）椎间关节间隙变窄，关节面增生硬化。

（4）关节突增生变尖。

（5）脊椎不稳，向前滑脱移位、异常旋转等。

（6）椎管狭窄，由于后纵韧带、黄韧带和小关节囊的增生肥厚、骨化，可出现椎管狭窄，并压迫脊髓。

2. CT 检查

CT 检查除显示 X 线平片表现外，还可显示椎间盘、椎间关节、韧带、硬膜囊及神经根的改变，主要表现如下：

（1）椎体增生、硬化，椎体边缘骨赘和终板硬化，常伴有椎间盘膨出。

（2）背侧骨赘，可使椎管狭窄。

（3）黄韧带肥厚，是指覆盖椎板、椎间关节前内面的"V"形结构，正常时密度与肌肉相似，其厚度 ≥ 5 mm 时即称为肥厚，常伴有小关节退变。

（4）后纵韧带骨化，表现为沿椎体后面的纵向后节段性骨化，以颈椎好发，可累及椎管和邻近的神经根。

（5）椎间关节退变，表现为椎间关节突肥大、骨赘形成、关节软骨和软骨下骨质碎裂、椎间关节间隙变窄，椎间关节表面的赘生物可引起椎管和侧隐窝狭窄。

3. MRI 检查

（1）椎体骨质增生：椎体边缘骨质增生或骨赘表现为椎体终板前后缘骨皮质呈三角形外突的长 T1、短 T2 信号。相邻椎体终板变性分为 3 型：Ⅰ 型为 T1WI 低信号、T2WI 高信号，病理显示为终板的缺损、裂隙及血管化的纤维组织；Ⅱ 型为 T1WI 高信号、T2WI 稍高信号，病理显示为骨髓的脂肪替代；Ⅲ 型为 T1WI、T2WI 均为低信号，病理显示为脂肪硬化、骨化。

（2）黄韧带、后纵韧带的肥厚、钙化或骨化，均表现为长 T1WI、短 T2WI 信号，有时与周围骨结构不易区分。

（3）椎间关节退行性变，关节间隙变窄，关节面骨质破坏呈高低混杂信号，关节边缘部骨质增生多呈长 T1WI、短 T2WI 信号，关节内"真空征"亦呈低信号。

二、颈椎椎间盘退行性变

1. X 线检查

X 线表现对椎间盘退行显示有限，仅能显示椎间隙均匀或不对称狭窄。可于椎体上缘或下缘出现圆形或半圆形凹陷区，边缘硬化，结节形成；髓核脱水后可变脆、碎裂，在椎间盘内出现气体，即"真空现象"。因此 X 线平片只能作参考，确诊椎间盘退行性变需进行 CT 或 MRI 检查。

2. CT 检查

CT 是检查椎间盘退行性变的主要和常用方法。

（1）椎间盘膨出：表现为椎间盘均匀向周围膨隆，超出椎体的外缘、后缘，与相邻椎体形态基本保持一致，也可呈平直或呈轻度均匀外凸的弧形影。

（2）椎间盘突出：虽然好发于活动度较大的下腰段，但下颈段仅次之，表现为椎间盘向后或侧后方呈局限性突出的弧形软组织密度影，基底较窄。

（3）椎间盘脱出：表现为椎管内椎间隙上、下层面的软组织碎片影，常导致硬膜囊或神经根的明显受压。

（4）许氏结节：为椎间盘脱出的特殊类型。表现为椎体内类圆形低密度灶，常高于椎间盘密度，病灶边缘硬化，若发生于椎体后缘可致骨性椎管狭窄。

3. MRI 检查

MRI 矢状面扫描较 CT 更易显示椎间盘退行性变后与硬膜囊、脊髓的关系。

三、颈椎椎管狭窄

1. X 线检查

表现为根据径线测量可以确定椎管狭窄。生理情况下，颈椎管矢状径大于 13 mm，若小于 10 mm 应考虑狭窄；而正常腰椎管矢状径大于 18 mm，小于 15 mm 应考虑狭窄。

2. CT 检查

（1）CT 可以清晰显示椎弓短小，椎体后缘的骨质增生、硬化，椎小关节增生，椎间盘膨出或突出，后纵韧带及黄韧带肥厚和钙化。

（2）硬膜外脂肪间隙受压或消失，硬膜囊、脊髓受压。

（3）椎管狭窄变形。

（4）诊断椎管骨性狭窄主要依据椎管断层面测量来确定。颈椎椎管矢状径小于 10 mm，即可诊断颈椎骨性椎管狭窄。黄韧带厚度大于等于 5 mm 时为黄韧带增厚。

3. MRI 检查

MRI 可见显示椎间盘膨出或突出，椎体后骨赘形成，椎小关节增生肥大，后纵韧带及黄韧带增厚与钙化，脊髓周围的蛛网膜下腔变小或消失。脊髓受压表现为局限性压迹、变形，严重者受压致相应节段脊髓可发生水肿、缺血或囊性改变，其信号表现为等长或略长 TI、长 T2 信号，STIR 序列高信号改变。若椎管内占位性病变或邻近病变侵及椎管内，可致椎管容积变小。

四、颈椎结核

1. X 线检查

（1）骨质破坏表现为低密度质缺损区，边缘无硬化。

（2）椎间隙变窄或消失。因椎间盘及软骨终板被破坏，椎间盘破坏严重者可导致相邻的椎体融合在一起，为诊断脊椎结核的重要依据。

（3）后突畸形是脊椎结核较特征性表现之一，为多个椎体明显破坏所致。

（4）冷脓肿，颈椎结核形成咽后脓肿，表现为咽后壁软组织影增宽，并呈弧形前突，较长时间的冷脓肿可有不规则钙化。

（5）死骨，较少见，有时见于脊椎中心型结核，表现为砂粒状死骨。

2. CT 检查

CT 检查与 X 线表现类似，但是有其特点。

（1）能更清晰地显示骨质破坏，特别是较隐蔽和较小的破坏。

（2）更容易发现死骨及病理骨折碎片。

（3）增强扫描冷脓肿周边强化，内部无强化，可更好地了解冷脓肿的位置、大小，与周围大血管、组织器官的关系。

（4）显示脓肿或骨碎片突入椎管内的情况。

3. MRI 检查

MRI 检查是显示脊椎结核病灶和范围最敏感的方法，可发现椎体内早期炎性水肿。病灶 T1WI 表现为低信号，T2WI 多表现为混杂高信号。

五、颈椎骨折

颈椎骨折分型有其特殊性，影像学上可有上颈椎（寰枢椎）骨折和下颈椎骨折。

寰枢椎骨折主要见于高处坠落和交通事故，多由于颈部受到垂直暴力所致。寰枢椎骨折分为六型，即后弓骨骨折、爆裂骨折、前弓骨折、横突骨折、粉碎骨折、侧块骨折。

齿状突骨折是由水平切力与轴向压缩力共同作用造成。骨折线累及齿状突尖部，且稳定，骨折可穿过齿状突的基底部，骨折亦可延伸至枢椎的椎体。

Hangman 骨折，即绞刑或交通事故等外力引起的枢椎椎弓根骨折。分为三型，即骨折无明移位及成角、成角移位明显、成角移位明显伴第 2～3 颈椎小关节脱位。

下颈椎骨折分型较复杂，解剖结构和损伤特点可分为后柱骨折、关节突骨折、前柱骨折。后柱骨折包括棘突、椎板、横突骨折。关节突骨折即为关节突或椎弓骨折。前柱骨折包括椎体压缩骨折、伸展泪滴骨折（椎体前缘撕脱骨折）、稳定及不稳定爆裂骨折、屈曲型泪滴骨折。

X 线检查是脊柱外伤后首选的检查方法，有助于较全面了解损伤部位。临床上如果损伤部位较明确，也可直接行患部 CT 检查，以避免患者搬动。CT 检查也可以作为脊柱损伤的常规、首选检查，但 CT 不能显示脊髓损伤情况，必要时应做 MRI 检查。MRI 在脊柱外伤中不作为首选，也不作为急诊检查，只有在 CT 提示椎管内损伤时才可以选择，如硬脊膜外血肿、脊髓损伤或截断、骨碎片嵌入等，以及脊柱相关韧带损伤。MRI 表现为椎管内信号改变，或脊髓损伤所表现出的异常高信号，或显示韧带信号中断。

六、颈椎脱位

1. X 线检查

旋转性寰枢关节半脱位常需要拍摄寰枢椎侧位片、张口位寰枢椎正位片或寰枢椎 CT 检查。

（1）寰齿关节间隙增宽。

侧位片显示寰椎前弓后缘与齿状突前缘间隙增宽，此征象为诊断寰枢椎脱位的主要依据。正常成人寰齿间隙小于 3 mm，儿童小于 4 mm；成人此间隙大于 3 mm，儿童大于 4 mm 应怀疑有脱位。

（2）脊椎椎管前后缘连线错位。

正常时侧位片颈椎椎管前后缘连线，自枕大孔前后缘向下呈自然的弧形曲线，寰枢椎脱位时连线不连续或出现阶梯样错位。

（3）齿状突与寰椎侧块间隙不对称。

正常情况下张口位片观察枢椎齿状突居中，两侧与寰椎侧块的间隙对称。寰枢椎脱位时，齿状突与两侧侧块间关节间隙不对称、错位或相互重叠，此征象为诊断脱位的辅助征象。

2. CT 检查

CT 能避免上部颈椎与其他骨结构重叠，清楚显示寰枢椎关节的对位情况，以及是否合并骨折、骨折的位置和骨片移位方向，以及椎管狭窄的程度和脊髓受压等情况。

3. MRI 检查

MRI 能很好显示脊髓受压及损伤情况。损伤局部脊髓 T1WI 呈低信号，T2WI 呈高信号；合并出血时 T1WI 和 T2WI 可呈高信号改变。

第五章　颈部定位诊断

一、颈部神经根受损的定位

1. 颈 3 神经根

患者表现为疼痛剧烈、位置表浅，由颈部向耳郭、眼及颌部放射，患侧头部、耳及下颌有烧灼和麻木感。体检发现颈后、耳周及下颌部感觉障碍。无明显肌力减退。

2. 颈 4 神经根

患者以疼痛症状为主，由颈后向肩胛区及胸前区放射，颈椎后伸使疼痛加剧。体检时可见上提肩胛力量减弱。

3. 颈 5 神经根

患者表现为肩部疼痛、麻木和上肢上举困难，穿衣、吃饭和梳头等动作难以完成。体检时发现三角肌肌力减退，肱二头肌反射减弱。

4. 颈 6 神经根

患者疼痛由颈部沿肱二头肌放射至前臂外侧及指尖，发病早期出现肱二头肌肌力减退及肱二头肌反射减弱，感觉障碍区位于前臂外侧及手背第一、第二掌骨之间。

5. 颈 7 神经根

患者疼痛由颈部沿肩后、肱三头肌放射至前臂后外侧及中指，早期肱三头肌肌力减弱，胸大肌可受累并发生萎缩，感觉障碍区位于中指末节。

6. 颈 8 神经根

患者有麻木感，疼痛症状不明显。体检时发现手内在肌肌力减退，感觉障碍区主要位于环指及小指尺侧。

二、颈部脊髓受损的定位

1. 第 1 颈部脊髓节段损伤

因该区域较接近延髓，损伤后常导致呼吸麻痹、呼吸困难或呼吸道机械堵塞，可以迅速缺氧，危及生命。

2. 第 2 颈部脊髓节段损伤

患者出现双上肢及前胸壁第 2 肋间以下感觉丧失。上肢运动功能丧失，四肢瘫痪。脊髓休克期后，上肢肌肉出现不同程度痉挛，患者不能自主呼吸，需人工辅助呼吸。脊髓休克期，患者所有深肌腱反射消失；而脊髓休克期后，深肌腱反射活跃或亢进，出现病理反射。

3. 第 3 颈部脊髓节段损伤

患者上肢及前胸壁第 3 肋间以下感觉均丧失。上肢运动功能丧失，四肢瘫痪，不能自主呼吸。脊髓休克期，患者所有深肌腱反射消失；而脊髓休克期后，深肌腱反射活跃或亢进，出现病理反射。

4. 第 4 颈部脊髓节段损伤

患者胸壁前上部感觉存在，上肢感觉丧失。上肢运动功能丧失，患者能自主呼吸和做耸肩动作。脊髓休克期，患者所有深肌腱反射消失；而脊髓休克期后，深肌腱反射活跃或亢进，出现病理反射。

5. 第 5 颈部脊髓节段损伤

患者前胸上部以上及肩关节至肘横纹外侧区感觉正常，其余区域感觉丧失。除三角肌和部分肱二头肌功能存在，可以完成肩关节外展、屈曲、伸展活动和肘关节部分屈曲活动外，其余功能丧失。肱二头肌腱反射正常或轻度减弱，其余反射消失。脊髓休克期，患者深肌腱反射消失；而脊髓休克期后，深肌腱反射活跃或亢进，出现病理反射。

6. 第 6 颈部脊髓节段损伤

患者上肢外侧和拇指、示指和中指桡侧半皮肤感觉正常，其余感觉丧失。肱二头肌和旋前臂肌群功能存在，肩关节的活动功能存在，全部前臂旋后功能和部分旋前功能、部分伸腕功能存在，其余运动功能均丧失。肱二头肌肌腱、肱桡肌反射正常，肱三头肌肌腱反射消失。

7. 第 7 颈部脊髓节段损伤

患者躯体、下肢、上臂、前臂内侧、手尺侧 2 个半指感觉障碍。肱二头肌肌力正常，伸指部肌、旋前圆肌、桡侧屈腕肌、屈指深肌、屈指浅肌、屈拇长肌肌力下降，膈神经功能正常，患者呈腹式呼吸，其余运动功能丧失。肱二头肌肌腱、桡骨膜反射正常，肱三头肌肌腱反射减退或消失。

8. 第 8 颈部脊髓节段损伤

患者手环、小指、小鱼际及前臂内侧、躯干、下肢感觉障碍。手内在肌肌力消失，屈拇长肌、伸拇短肌肌力消失或减退，上肢其他肌力正常，患者呈爪形手。肱二头肌肌腱、肱桡肌反射正常，肱三头肌肌腱反射存在，其余反射障碍。

三、颈椎病各型定位诊断

1. 颈型

患者急性期颈椎活动绝对受限，颈椎各方向活动范围近于 0°。颈椎旁肌、斜方肌、胸锁乳突肌有压痛，冈上肌、冈下肌也可有压痛。如有继发性前斜角肌痉挛，可在胸锁乳突肌内侧，相当于第 3～6 颈椎横突水平，触及痉挛的肌肉，稍用力压迫，即可出现肩、臂、手放射性疼痛。

2. 神经根型

患者颈部僵直、活动受限。患侧颈部肌肉紧张，棘突、棘突旁、肩胛骨内侧缘及受累神经根所支配的肌肉有压痛。椎间孔部位出现压痛并伴上肢放射性疼痛或麻木，或者使原有症状加重。椎间孔挤压试验阳性，臂丛神经牵拉试验阳性。

3. 脊髓型

患者颈部多无体征。上肢或躯干部出现节段性分布的浅感觉障碍区，深感觉多正常，肌力下降，双手握力下降。四肢肌张力增高，可有折刀感；腱反射活跃或亢进，包括肱二头肌、肱三头肌、桡骨膜、膝腱、跟腱反射；髌阵挛和踝阵挛阳性。病理反射阳性，如上肢 Hoffmann 征、Rossolimo 征、下肢 Babinski 征、Chaddock 征。浅反射，如腹壁反射、提睾反射减弱或消失。如果上肢腱反射减弱或消失，提示病损在该神经节段水平。

4. 交感神经型

患者颈部活动多正常，颈椎棘突间或椎旁小关节周围的软组织压痛。有时还可伴有心率、心律、血压等变化。

5. 椎动脉型

患者偶有肢体麻木、感觉异常。可出现一过性瘫痪、发作性昏迷。

参考文献

［1］ 彭裕文，刘树伟，李瑞锡，等．局部解剖学［M］．北京：人民卫生出版社，2013.

［2］ 吴汉卿．中医微创入路解剖彩色图谱［M］．北京：人民军医出版社，2010.

［3］ 于文龙，王海杰．系统解剖学［M］．北京：人民卫生出版社，2015.

［4］ 何伟．中西医结合骨伤科学［M］．广州：广东高等教育出版社，2007.

［5］ 邓晋丰，钟广玲．骨伤科专病中医临床诊治［M］．北京：人民卫生出版社，2000.

［6］ 尹志伟，侯键．骨伤科影像学［M］．北京：中国中医药出版社，2016.

第六章 中医外治疗法简介

第一节 针灸疗法简介

针灸疗法（Acupuncture and Moxibustion），即利用针刺与艾灸进行治疗，起源于新石器时代。"针"即针刺，以针刺入人体穴位来治病。它依据的是"虚则补之，实则泻之"的辨证原则，进针后通过补、泻、平补平泻等手法的配合运用，以取得人体本身的调节反应；"灸"即艾灸，以火点燃艾炷或艾条，烧灼穴位，将热力透入肌肤，以温通气血。针灸就是以这种方式刺激体表穴位，并通过全身经络的传导来调整气血和脏腑的功能，从而达到扶正祛邪、治病保健的目的。临床上常常针法和灸法联合运用，故称之为针灸疗法。

针灸因其操作简单实用，历代医家都是将其作为重要的治疗手段。针灸的主要作用有以下几点：一是疏通经络，就是使瘀阻的经络通畅而发挥其正常的生理作用，这是针灸最基本最直接的治疗作用。经络内属于脏腑，外络于肢节，运行气血是其主要的生理功能之一。经络不通，气血运行受阻，临床表现为疼痛、麻木、肿胀、瘀斑等症状。针灸治疗时选择相应的腧穴和针刺手法，以及三棱针点刺出血等使经络通畅，气血运行正常。二是调和阴阳，就是可使机体从阴阳失衡的状态向平衡状态转化，这是针灸治疗最终要达到的目的。疾病发生的机理是复杂的，但从总体上可归纳为阴阳失衡。针灸调和阴阳的作用是通过经络阴阳属性、经穴配伍和针刺手法完成的。三是扶正祛邪，就是可以扶助机体正气及祛除病邪。疾病的发生发展及转归的过程，实质上就是正邪相争的过程。针灸治病，就是发挥其扶正祛邪的作用。目前针灸疗法包括多种针刺类和艾灸类方法，主要有毫针技术、电针、温针、火针、刺络放血、灸法等，下面分别做简单介绍。

一、毫针技术

毫针技术，是指利用毫针针具，通过一定的手法刺激机体的穴位，以疏通经络、调节脏腑，从而达到扶正祛邪、治疗疾病的目的。毫针技术的适应证广泛，用于治疗内科、外科、妇科、儿科等的多种常见病、多发病。

（一）常用器具

临床上使用的毫针主要是不锈钢针，类型主要为环柄针、平柄针，规格主要根据针体的直径和长度来区分（见表 6-1、表 6-2）。

表 6-1　毫针直径规格表

规格 / 号数	22	24	26	28	30	32	34
直径 /mm	0.50	0.45	0.40	0.35	0.30	0.25	0.22

临床上以规格为 32～26 号（直径 0.25～0.40 mm）的毫针最常用。粗针多用于四肢、腰臀部穴位，以及瘫痪、麻木等针感迟钝患者；细针多用于头面、眼区穴位，以及小儿、体虚患者。

表 6-2　毫针长短规格表

规格 / 寸	0.5	1.0	1.5	2.0	2.5	3.0	4.0	5.0
长度 /mm	15	25	40	50	65	75	90	100

注：1 寸 =3.3333 厘米。

临床上以长度 1.0～3.0 寸（25～75 mm）的毫针最常用，其中，又以 1.5 寸（约 40 mm）者用得最多。长针多用于肌肉丰厚部位深刺或透穴；短针多用于肌肉浅薄部位浅刺，如头面部穴位、耳穴。

（二）基本操作方法

包括消毒、进针、行针、留针、出针等。

1. 消毒

针刺前必须做好针具、腧穴部位及医生手指的消毒。

2. 进针法

进针时，一般用双手配合。右手持针，靠拇指、示指、中指夹持针柄，左手按压针刺部位，以固定腧穴皮肤。临床常用以下几种进针方法：

（1）指切进针法。

用左手拇指或示指的指甲切按腧穴皮肤，右手持针，针尖紧靠左手指甲缘迅速刺入。

（2）舒张进针法。

用左手拇指、示指二指将所刺腧穴部位皮肤撑开绷紧，右手持针刺入。该法用于皮肤松弛部位的腧穴。

（3）提捏进针法。

用左手拇指、示指二指将欲刺腧穴两旁的皮肤捏起，右手持针从捏起的上端刺入。该法用于皮肉浅薄部位的腧穴，如印堂穴等。

（4）夹持进针法。

左手拇指、示指二指持消毒干棉球，裹于针体下端，露出针尖，将针尖固定在所刺腧穴的皮肤表面，右手捻动针柄，两手同时用力，将针刺入腧穴。该法用于较长毫针的进针。

3. 行针与得气

毫针刺入后，施行提插、捻转等行针手法，使之得气，并进行补泻。得气亦称针感，是指将针刺入腧穴后所产生的经气感应。当这种经气感应产生时，医生会感到针下有沉紧的感觉，同时患者出现酸、麻、胀、重等感觉。得气与否及得气的快慢，直接关系到针刺的治疗效果。常用的行针手法有以下两种：

（1）提插法。

提插法是将针刺入腧穴一定部位后，使针在穴内进行上、下提插的操作方法。将针从浅层向下刺入深层为插，由深层向上退至浅层为提。

（2）捻转法。

捻转法是将针刺入一定深度后，用右手拇指与示指、中指夹持针柄，进行前、后旋转捻动的操作方法。

4. 留针与出针

医生可根据患者病情确定留针时间，一般病症可酌情留针 15 ～ 30 分钟。出针时，用左手拇指、示指按住针孔周围皮肤，右手持针做轻微捻转，慢慢将针提至皮下，然后将针起出，用无菌干棉签按压针孔，以防止出血。

（三）禁忌证

（1）孕妇不宜在下腹、腰骶部及合谷、三阴交、至阴等部位和腧穴进行针刺。

（2）小儿囟门未合时，头顶部的腧穴不宜针刺。

（3）皮肤感染、溃疡或肿瘤部位不宜针刺。

（4）有出血倾向者，慎行针刺。

（四）注意事项

（1）患者在过于饥饿、劳累及精神过度紧张时，不宜立即进行针刺。

（2）对身体虚弱、气血亏虚的患者，针刺时手法不宜过强，并尽量让患者采取卧位。

（3）对胸、胁、腰、背脏腑所居之处的腧穴，不宜深刺。

（4）针刺眼区和颈部穴位（如风府、哑门等）时，要注意掌握一定的角度和深度，不宜大幅度提插、捻转和长时间留针，以免伤及重要的组织器官。

（5）对尿潴留的患者，针刺小腹部腧穴时，应避免深刺。

（五）针刺时对异常情况的处理与预防

1.晕针

多见于初次接受针刺的患者。由于精神紧张、体位不适、针刺刺激过强等，患者会突然出现头晕目眩、面色苍白、心慌汗出、晕厥等。此时应立即停止针刺，将针全部起出，让患者去枕平卧，可指掐或针刺水沟、素髎、内关、合谷、太冲、足三里、涌泉等急救穴，并采取其他必要的处理措施。

2.滞针

由于患者精神紧张，或针刺后患者因疼痛局部肌肉痉挛，或进针后患者体位变动，使肌肉纤维缠绕针体，导致行针时或留针后针下滞涩，行针或出针困难，使患者感觉疼痛。应嘱患者放松，或在滞针腧穴附近进行循按或叩弹针柄，或在附近再刺一针。

3.弯针

由于手法不熟练，或针下碰到坚硬的组织，或留针时患者体位变动，或滞针处理不当，使针柄改变了进针或留针时的方向，行针及出针困难，令患者感到疼痛。应停止行针，将针顺着弯曲的方向缓慢退出。

4. 断针

由于针具质量不佳，或行针时过于用力，使针在人体内折断。用左手拇指和示指在针旁按压皮肤，使针的残端暴露于体外，右手用镊子将针拔出；若折断部分深入皮肤时，应在 X 线下定位，手术取出。

5. 血肿

由于刺破血管导致微量的皮下出血，出现局部青紫或包块，一般不必处理，可自行消退。若局部肿胀疼痛剧烈，可采用先冷敷后热敷的方法。

6. 气胸

针刺胸部、背部和锁骨附近的穴位过深，刺穿了胸腔和肺组织，气体积聚于胸腔而导致气胸，患者会出现胸痛、胸闷、呼吸困难等。一旦发生气胸，应立即起针，并让患者采取半卧位休息，切勿恐惧而翻转体位。一般漏气量少者，可自然吸收；对于严重病例需及时组织抢救，如胸腔排气、少量慢速输氧等。

二、朱琏针灸

朱琏针灸属于毫针技术操作，在项痹病的临床治疗中广为应用。

（一）朱琏针灸的定义

朱琏针灸是以神经（尤其是高级神经中枢）调控学说和针灸治病的 3 个关键为指导理论来进行临床实践与研究的针灸方法。其独特的针灸临床诊疗思路是：运用巴甫洛夫的高级神经活动学说，以机体神经兴奋和抑制的状态失调来解释病机，并结合刺激手法、部位及时机等针灸效应的关键因素来规范针灸手法操作。

（二）朱琏针灸的手法

朱琏针灸手法包括 3 个部分：基本针刺手法、朱琏特色针刺法和朱琏特色灸法。基本针刺手法就是在针刺操作中的具体动作，它包括姿势和持针的基本要求、进针法、行针法及出针法。朱琏特色针刺法即兴奋法和抑制法，它是运用基本针刺手法在临床治疗过程中，结合针刺部位、时间和针感因素的综合体现。兴奋法包括兴奋法一型、兴奋法二型，抑制法包括抑制法一型、抑制法二型。朱琏特色灸法就是兴奋法和抑制法在艾卷灸法中的具体表现。

1. 持针的基本要求

持针要求：拇指与食指、中指相对，三指稍微弯曲，持针。拇指指关节或掌指关节活动以捻转针柄，食指、中指不动以稳住针身，三指协同完成针刺的操作。

指实与指虚：指实即医者用右手的拇指、食指二指，或拇指、食指、中指三指的指面紧捏针柄，以拇指指甲前端变白为度。指虚即执针的手指稍放松，拇指指甲前端未变白。

2. 进针法

进针法包括缓慢捻进针法、快速刺入法、刺入捻进法。

（1）缓慢捻进针法。

该法主要为毫针针刺，用于一般的慢性病，以及年老的、体弱的、初诊的患者。毫针不论长短和针刺方向，不论是直刺、斜刺和横刺，进针时，都可以采用缓慢捻进针法。缓慢捻进针法主要适用 1～3 寸毫针的进针。它有一个特点，就是会使患者产生皮肤感觉。针刺对皮肤的良性刺激，能起到镇静、镇痛的作用。按现代神经生理学观点：皮肤上的某一点，在大脑皮层上就有它相应的代表点。因此，在运用这种进针法操作时，必须要很细致和有耐心，欲速则不达。这种进针法是针灸师的基本功，掌握好这种进针法，其他的两种进针法就相对容易掌握了。

操作方法：医者右手的拇指、食指二指，或拇指、食指、中指三指的指面指实执针柄，以免消毒过的针掉下来，指面亦不能接触针体和针尖，以防止交叉感染。执针的上肢姿势：平肘，举腕，抬手。接着将针尖"近、轻、稳"地落在穴位皮肤上，要注意避开毛孔和痛点。如刚好接触到皮肤上的痛点，患者会产生一种特别痛的感觉。这时，只要把针稍微提起，移动一下针尖，再进针，有时需要移动几次，避开毛孔和痛点，这样患者就不觉得痛了。这是因为人体皮肤感受器有痛点、冷点、热点和触点等，而痛点并不是那么密集，因此，可以在痛点与痛点的空隙间进针。

针尖接触穴位皮肤后，将针在原地指虚速捻，几秒钟后，停留一下。再指虚速捻几下，捻捻留留、留留捻捻，反复数次，给皮肤的末梢神经持续的良性刺激，这样容易促使患者产生皮肤感觉，又不至于发生疼痛，从而对大脑皮层起良好的镇静、镇痛作用。最后，执针的手指指实并稍加压力、速捻，将针尖捻进皮下，立即停止捻针。这就完成了缓慢捻进针法的进针。

（2）快速刺入法。

该法主要用于急症昏迷、放血和局部麻痹，以及小儿惊风等，可使用1寸短毫针、园利针或三棱针。

操作方法：持针的手势，如同执钢笔写字，以拇指、食指二指或拇指、食指、中指三指指实紧捏针柄，针尖对准穴位皮肤，敏捷而稳重有力地在1～2秒钟内，快速刺入皮肤下0.5～1 cm。进针时不捻针，进针后可随即快速起针（拔出）。这是一种浅刺、速刺的针法。如急救成年人的晕厥、休克，可针刺四肢末端的手十宣、足十井、少商、商阳、隐白、大敦等穴，快速稳重地刺入一两分深，随即快速抖出起针。需要放血的话，出针时在针孔周围挤压出数滴血即可。

（3）刺入捻进法。

又称快速捻进法。该法用于治疗亚急性疾患、皮肤极敏感患者、一般疾病和急需止痛的患者，以及肌肉肥厚部位的深刺。

操作方法：①执针的手，用拇指、食指二指，或拇指、食指、中指三指，如执钢笔状，指实紧捏针柄；另一手的拇指、食指两指可帮助捏紧穴位处的皮肤和肌肉，把针迅速刺入真皮，稍停留；然后用缓慢捻进法向下捻进，寻找感觉。针尖透过真皮后，一般不产生痛感，容易进针。这种进针法，适用于中、短而稍硬的毫针进针。如针攒竹穴，一手持针，另一手捏住患者眉头部的皮肤，迅速刺入皮下，稍停留后向下捻进。②用拇指、食指二指指实捏住已消毒过的棉花或纱布裹住的针体，露出针尖约0.5 cm，稳、准地（防止弯针）迅速刺入穴位皮肤，达皮下稍停留，再捻针向下深入。如针刺肌肉肥厚部位的环跳穴，长而柔软的毫针进针较难时，就可采取这种进针法。又如，治疗亚急性阑尾炎，为了照顾患者急需止痛的情绪，也可以用刺入捻进法。

3. 行针法

凡用毫针直刺或斜刺进入人体深部组织时，都要讲究进针后的手法即行针法，才能获得良好的效果。行针法基本上有 5 种，即进、退、捻、留、捣。相当于毫针刺基本手法的"提插"和"捻转"，进退就是提插，捻就是捻转，捣法就是二者的混合并改变角度进行，留就是指留针。因此，上述进、退、捻、留、捣等行针手法，都是毫针进针后的基本手法，都是为了得气，需要医者和患者密切配合，才能恰到好处，提高疗效。

行针所产生的"得气"的感觉，称之为"针感"，朱琏针法中归纳出13 种针感：酸、麻、痛、胀、痒、凉、热、抓紧、压重、舒松、触电样、线条牵扯样和线条样徐徐波动（波浪式地慢慢放散）。如快速地进、退或捣，多产生痛、触电样、线条牵扯样或热、痒感；缓慢地进、退配合捻针，多产生酸、麻、胀、抓紧、压重、舒松的感觉。指实捻针，捻得快，角度大，连续捻转次数多，则刺激强烈、针感较重；指虚捻针，捻得慢，角度小，连续捻转次数少，则刺激轻，针感较轻。针刺到深部时，胀感、抓紧感和压重感会同时或单独出现；而酸、麻、触电样、线条牵扯样和线条样徐徐波动或凉感易在浅部出现。针感的出现与针刺部位、手法及精神状态、个体体质等有密切关系。医者需要使患者保持舒适而又不至于痛苦和难受的针感，才能获得更好的疗效。

行针过程中也常配合其他辅助手法，如针感已恰到好处，打算持续保持针感；或针感太重，打算减轻针感，又能保持针刺的深度和部位，都可不再捻针。可以改在针柄上做弹、拨、摇的辅助手法。

4. 出针法

针刺经过行针手法或留针之后，将针退出，离开人体，这就叫出针。出针法分为 3 种：轻捻提出法、平稳拔出法、迅速抖出法。

（1）轻捻提出法。

该法适用于较长的毫针刺入穴位深部以后的起针法。它不用押手，只需要执针的手指，轻微地捻动针柄，边捻边提，捻捻提提、提提留留，慢慢地分段把针起出，即分深部、浅部和皮肤 3 层退出人体。每退出一层，要留针轻捻几下，往往可再出现进针时的针感。

（2）平稳拔出法。

该法可以用押手，就是用一手的食指、中指两指夹着针体，压在穴位处的皮肤上，另一执针的手轻巧敏捷地将针体垂直拔出。也可以不用押手，要毅然、果断、轻巧、敏捷地将针拔出。适用于中等长度的毫针刺入较深部位以后的起针法。一般用于以下两种情况：一种是针刺治疗到一定时间，患者觉得全身很轻松，针刺局部没有不舒服的感觉，起针时可以不必把针捻动，就可平稳垂直拔出，以防止不恰当地捻针、起针而引起局部沉重。另一种是针治某些疾病，为了提高疗效，起针前要用直捣或斜捣，有意识地给患者的局部造成沉重感觉，然后适时地将针平稳拔出，让其保持一种持续性的沉重感觉，但事先要向患者说明。

（3）迅速抖出法。

该法起针时，操作的动作要轻巧敏捷，在针刺入 0.4 ～ 0.6 cm 后，随即迅速地进行直捣或混合捣，趁着捣动时把针拔出，给神经以一种强烈的刺激。适用于短针的速刺、浅刺起针法。这种方法进针快，起针也快，刺入浅，针孔出血的现象也很少。

5. 兴奋法和抑制法

取穴多，刺激量轻，持续时间短暂，患者感觉较轻（或短暂的较重刺激）的方法，叫作弱刺激。它对于处在过度抑制或衰退状态下的患者，可以起到促进身体机能、解除过度抑制、唤起正常兴奋的作用，因而称它为兴奋法。而取穴少，刺激量大，持续时间长，频率快，患者的感觉较重，温和灸或熨热灸 15 ～ 30 分钟的方法，叫作强刺激。它对于处在异常兴奋（亢进）状态的患者，可以起到镇静、缓解、制止和增强正常抑制的作用，称为"抑制法"。多用缓慢捻进针法进针，轻捻提出法起针。

（1）兴奋法一型（简称"兴Ⅰ"）。

取穴多，取 6 ～ 20 个穴位，主要取末梢敏感部位的穴位，如十宣、十井穴，用快速刺入法进针，浅刺，轻微捣针，时间短促，患者有短促痛胀感觉，不留针。雀啄灸 30 ～ 50 下。适用于晕厥、虚脱、神志昏迷的急救，以及瘫痪，弛缓性麻痹，感觉减退或丧失，反应迟钝和精神、运动过度抑制等。

（2）兴奋法二型（简称"兴Ⅱ"）。

取穴较多，4 ～ 8 个为宜，取腕踝关节周围及以下的穴位。用快速刺入法或刺入捻进法进针，浅刺、轻轻捻针，时间较短促，留针 5 分钟，不超 10 分钟，患者有轻微胀麻痛感。适用于休克、虚脱、瘫痪、弛缓性麻痹、感觉减退或丧失、反应迟钝、局部肿胀、末梢神经迟缓及婴幼儿的治疗等。

（3）抑制法一型（简称"抑Ⅰ"）。

取穴少，取1～2个穴位，以膝关节周围及肌肉丰厚的穴位，用缓慢捻进法进针，指实、指虚交替捻针，配合捣针，直刺深刺，捻针频率快，幅度大。患者有酸、麻、胀或触电样针感，长时间的留针，一般留针30分钟以上。适用于各种剧痛（如头痛、牙痛）、痉挛、哮喘发作、高血压病危象、精神病的狂躁型，以及一切炎症的急性期。

（4）抑制法二型（简称"抑Ⅱ"）。

取穴较少，取2～4个穴，躯干部位或大关节周围的穴位。用缓慢捻进针法进针，指实、指虚交替捻针，捻针频率快慢结合，捻转幅度小。患者有酸、麻、胀且较舒适的感觉，留针15分钟左右。适用于一般的疼痛、痉挛、高血压、神经衰弱的兴奋期、舞蹈病、肌张力增高、慢性病，以及老年人、儿童和某些一时诊断不明的疾病。

6. 朱琏特色灸法

朱琏在充分研究了艾灸法的作用原理后，认为其与针法相同，都是激发和调整人体神经系统的机能作用而达到治病的目的，其主要分为：温和灸、雀啄灸、熨热灸。朱琏认为雀啄灸适用于兴奋法，温和灸和熨热灸适用于抑制法。

（1）温和灸。

温和灸就是把艾卷的一端点燃，手持艾卷，将燃端靠近穴位皮肤，随即慢慢向上提起，在患者感觉温度适合并产生灸感时，就固定在此高度。当灸的时间延长，患者感到温度高时，应将艾卷提起，停留在患者穴位皮肤以温和舒适的温度。随着时间过去，艾卷燃烧处向后偏移，燃烧过的艾灰温度下降，这时的温度焦点已集中到艾灰后面的艾卷燃烧处，因此，医者在施灸时，要随着艾卷的燃烧，逐渐将艾卷向前推进，以保持温度的焦点自始至终都落在该穴位皮肤上，以获得温和、舒适的温热感和灸感。操作时，可以一手持1支艾卷，也可以一手持2支艾卷。该法适用于老年人、体弱的人和惧针的儿童。温和灸的时间一般在20～30 min。例如，治急性鼻炎，灸外关穴，灸到清涕停流；治腹泻，灸天枢穴，灸到不泻；治胃肠神经痛，灸中脘、足三里等穴，灸到不痛为止。

（2）雀啄灸。

将燃着的艾卷一端对准穴位，较快地接近皮肤，当患者感到温热就要灼烫时，立即将艾头燃端提起，避免烫伤皮肤。重复此动作。如此，一起一落，称为一下，一般灸 30 下，1～5 min。一旦出现灸感就提起，使得灸感时有时无，可产生兴奋作用。适用于虚脱、失神、嗜睡及局部麻痹等症。如对滞产或子宫收缩无力的孕妇，用雀啄灸，取至阴、窍阴或隐白穴，可很快诱发子宫阵发性收缩，起到催产作用。雀啄灸还用于成年人的运动障碍、感觉迟钝或局部肿胀。

（3）熨热灸。

熨热灸就是把艾卷燃端比较低地接近皮肤，如熨斗熨烫衣服那样，在穴位上或穴位之间来回运灸；或在经络线上，做来回往返式的运灸；或者在范围较大的部位，做回旋式的从里到外，再从外到里的画圆圈式的运灸。适用于神经性皮炎、牛皮癣、皮肤湿疹、关节痛、局部肌肉麻痹等病症。

（三）朱琏针灸操作注意事项

（1）进针时，应注意避开毛孔、皮肤痛点及皮下血管。在头面部、指（趾）端末梢神经丰富的地方，尤其是对疼痛敏感的患者，不推荐使用缓慢捻进针法进针。

（2）行针时，进退捻捣的幅度、频率及时间，除应按针刺兴奋及抑制的要求进行外，还应该依据患者的年龄、性别及针感耐受程度等具体情况来灵活掌握。

（3）出针时应注意用棉签按压针孔，对于头皮及眼周血管丰富的穴位，不推荐使用迅速抖出法出针。

（4）在针刺胸背部的穴位时，进退捣针的幅度应避免大于 1 cm。

（5）第一次接受针刺治疗的患者，尤其是儿童及体质较弱者，应避免使用抑制法一型手法进行刺激。

三、电针技术

电针是用毫针刺入腧穴得气后，在针上通以（感应）人体生物电的微量电流波，以刺激穴位从而治疗疾病的一种疗法。电针疗法适用于毫针刺法的所有主治病症，器械包括毫针和电针机两部分，一般选用 26 ～ 28 号毫针。

在使用电针机前，必须先把强度调节旋钮调至零位（无输出），再将电针机上每对输出的两个电极分别连接在两根毫针上。一般将同一对输出电极连接在身体的同侧，在胸、背部的穴位上使用电针时，不可将两个电极跨接在身体两侧，更不应让电流从心脏部位穿过。通电时调节电钮，使电量从无到有，由小到大。切忌由大到小，或忽有忽无、忽小忽大。电量的大小因人而异，一般以患者感到舒适为度。临床治疗一般持续通电 15 分钟左右，从低频到中频，使患者出现酸、胀、热等感觉或局部肌肉做节律性的收缩即可。可按传统针灸理论，循经选穴，辨证施治，也可用阿是穴作为电刺激点，还可结合神经的分布选取有神经干通过的穴位及肌肉神经运动点。在选穴时要注意电流回路要求，做到邻近配对取穴。

注意事项：

①每次治疗前，检查电针机输出是否正常。治疗后，须将输出调节旋钮等全部退至零位，随后关闭电源，撤去导线。

②电针感应强，通电后会产生肌肉收缩，须事先告诉患者，做好思想准备，配合治疗。

③对患有严重心脏病的患者，治疗时应严加注意，避免电流回路经过心脏；不宜在延髓、心前区附近的穴位施用电针，以免诱发癫痫和引起心跳、呼吸骤停。

④曾作为温针使用过的毫针针柄表面往往氧化，从而导致导电不良；有的毫针针柄由铝丝绕制，并经氧化处理成金黄色，导电性能也不好。这些毫针最好不用，如使用时须将输出电极夹在针身上。

⑤治疗时，如遇到输出电流时断时续，往往是电针机发生故障或导线断损，应修理后再用。

四、温针

温针是在应用针法的同时加以温热刺激的一种疗法。一般多在针入皮下的毫针柄上或针体部用艾绒燃烧，使热通过针体传入体内，达到治病的目的。此法始见于东汉张仲景的《伤寒论》。明代杨继洲的《针灸大成》

对此法叙述较详，"其法针穴上，以香白芷作圆饼，套针上，以艾灸之，多以取效……此法行于山野贫贱之人，经络受风寒致病者，或有效，只是温针通气而已"。

（一）操作方法

①一切准备工作均同毫针针刺疗法。

②按照针刺疗法将针进到一定深度，找到感应，施用手法，使患者有酸、麻、沉、胀的感觉，留针不动。

③在针尾装裹如枣核大或小枣子大的艾绒，点火使燃。或用艾卷剪成长约 2 cm 一段，插入针尾，点火加温。

④一般温针燃艾可 1～3 炷，使针下有温热感即可。

⑤留针 15～20 min，然后缓慢起针。

（二）注意事项

①针尾上装裹的艾绒一定要装好，以免燃烧时艾团和火星落下，造成烧伤。

②如用银针治疗，装裹的艾团宜小，因为银针导热作用强。

③点燃艾绒时，应先从下端点燃，这样可使热力直接向下辐射和传导，增强治疗效果。

④如有艾火落下，可随即将艾火吹向地下，或直接熄灭。此时嘱咐患者不要更动体位，以免针尾上装裹的艾绒一起落下，加重烧伤，同时也为了防止造成弯针事故。为了防止可能发生的烧伤，可在温针的周围皮肤上垫上毛巾、衣物等。

⑤其他注意事项可参考毫针疗法和艾灸疗法。

（三）禁忌证

①热性病（如发热和一切急性感染等）不宜用温针疗法。

②高血压不宜用温针疗法。

③凡不能留针的病症，如抽搐、痉挛、震颤等均不宜用温针疗法。

五、火针疗法

火针疗法，古称"焠刺""烧针"等，是将针在火上烧红后，快速刺入人体，以治疗疾病的方法。《灵枢·寿夭刚柔》云："刺布衣者，以火焠之。"《灵枢·官针》云："焠刺者，刺燔针则取痹也。"张仲景的《伤寒论》中有"烧针令其汗"，"火逆下之，因烧针烦躁者"，"表里俱虚，阴阳气并竭，无阳则阴独，复加烧针……"等记载。直到唐代孙思邈《千金要方》才正式定名为"火针"。明代杨继洲的《针灸大成》记述最详："频以麻油蘸其针，针上烧令通红，用方有功。若不红，不能去病，反损于人。"明代高武的《针灸聚英》云："人身诸处皆可行针，面上忌之。凡季夏，大经血盛皆下流两脚，切忌妄行火针于两脚内及足……火针者，宜破痈毒发背，溃脓在内，外皮无头者，但按肿软不坚者以溃脓。"说明火针在明代已广泛应用于临床。现代火针使用一般有两种情况：一种是长针深刺，治疗瘰疬、象皮腿、痈疽排脓；一种是短针浅刺，治疗风湿痹痛、肌肤冷麻、各类疱疹样皮肤病等。

（一）操作方法

①选用 22 ～ 28 号不锈钢针，针柄用布包裹，以不导热为宜。施术时，在患部及其周围用碘酒、酒精消毒，然后用 2% ～ 10% 普鲁卡因（可混入 0.2% 的盐酸肾上腺素以防出血）作浸润麻醉，约 2 min 后，将针在酒精灯上烧红，左手固定患部，右手持针，迅速刺入患部或其周围，然后立即将针拔出。烧针是使用火针的关键步骤，在使用前必须把针烧红才能使用，较为方便的方法是用酒精灯烧针。

②火针针刺的深度要根据病情、体质、年龄和针刺部位的肌肉厚薄、血管深浅而定。一般四肢、腰腹部穴位针刺稍深，可刺 2 ～ 5 分深；胸背部穴位针刺宜浅，可刺 1 ～ 2 分深；夹脊穴可刺 3 ～ 5 分深。每次针数的多少，根据病变局部面积的大小而定，一般 1 ～ 3 针。

③根据病情、治疗部位每日或隔日 1 次，每次操作 10 ～ 15 min，每个疗程 10 次。

（二）禁忌证

①火针刺激强烈，孕妇及年老体弱者禁用。
②精神过于紧张的患者，饥饿、劳累及醉酒者禁用。
③火热证候和局部红肿者不宜用。

④高血压、心脏病、恶性肿瘤、有出血倾向者等禁用。

⑤糖尿病患者根据病情禁用或慎用。

（三）注意事项

①施行火针后，针孔要用消毒纱布包敷，以防感染。

②使用火针时，必须细心慎重，动作敏捷、准确，避开血管、肌腱、神经干及内脏器官，以防损伤。

③火针必须把针烧红，速刺速起，不能停留，深浅适度。

④用火针治疗前，要做好患者思想工作，解除思想顾虑，消除紧张心理，取得患者配合，方可进行治疗。

⑤在针刺后，局部呈现红晕或红肿未完全消失时，如有轻微发痒，注意不能搔抓，应避免洗浴，以防感染。

六、刺络放血

中医的刺络放血疗法是以针刺某些穴位或体表小静脉而放出少量血液的治疗方法。操作时，先行皮肤常规消毒，选用三棱针或粗毫针，速刺速出，针刺入一般不宜过深。常用于中暑、头痛、咽喉肿痛、疔疮、颈肩腰腿痛等。最早的文字记载见于《黄帝内经》，如"刺络者，刺小络之血脉也"，"菀陈则除之，出恶血也"，书中明确地提出刺络放血可以治疗癫狂、头痛、暴喑、热喘、衄血等病证。相传扁鹊在百会穴放血治愈虢太子"尸厥"，华佗用针刺放血治疗曹操的"头风症"。唐宋时期，刺络放血疗法已成为中医大法之一。

现代刺络放血疗法有点刺法、散刺法和挑刺法3种。

1. 点刺法

点刺法是用针迅速刺入体表，随即将针退出的一种方法，多用于指、趾末端穴位。针刺前，先将三棱针和针刺部位严格消毒，并用左手拇指、食指向针刺部位上下推按，使局部充血，然后右手持针，拇指、食指二指挟持针柄，中指紧贴针体下端，裸露针尖，对准所刺部位迅速刺入1～2分深，随即将针迅速退出，令其自然出血，或轻轻挤压针孔周围以助瘀血排出，最后用消毒棉球按压针孔。

2. 散刺法

散刺法即在病灶周围上、下、左、右多次点刺，使之出血。此法可与拔罐配合，一般在应用本法后，再在局部拔罐，以加强祛瘀止痛的效果。

3. 挑刺法

挑刺法是用三棱针等刺入治疗部位皮肤，再将其浅层组织挑断的方法。针刺前，以左手按压针刺部位的两侧，使皮肤固定，右手持针，将腧穴或反应点的表皮挑破并深入皮内，将针身倾斜并轻轻提起，挑断部分纤维组织，然后局部消毒，覆盖敷料。

刺络放血疗法具有开窍泄热、通经活络、祛瘀消肿的作用。其中，点刺法常用于高热、中暑、喉蛾、惊厥、急性腰扭伤等；散刺法适用于丹毒、痈疮、外伤性瘀血疼痛及颈肩腰疼痛；挑刺法多用于痔疮、丹毒、目赤肿痛。

临床使用刺络放血疗法应注意以下几点：

①局部皮肤和针具要严格消毒，以免感染。

②熟悉解剖部位，切勿刺伤深部动脉。

③一般下肢静脉曲张者，应选取边缘较小的静脉，注意控制出血。对重度下肢静脉曲张者，不宜使用。

④点刺、散刺时，针刺宜浅，手法轻快，出血不宜太多。

⑤年老体弱者、贫血者、低血压者、孕妇及产后妇女应当慎用；凡有出血倾向者或血管瘤处不宜使用。

七、皮肤针法

皮肤针又称"梅花针""七星针""罗汉针"，是由多支短针组成。运用皮肤针叩刺人体一定部位或穴位，激发经络功能，调整脏腑气血，以达到防治疾病目的的方法，叫皮肤针法。皮肤针法源于古代的"半刺""毛刺""扬刺"等刺法。

1. 操作方法

（1）叩刺部位。

皮肤针的叩刺部位，一般可分循经叩刺、穴位叩刺、局部叩刺 3 种。

①循经叩刺：指循着经络进行叩刺的一种方法，常用于项背腰骶部的督脉和足太阳膀胱经。督脉为阳脉之海，调节一身之阳气。五脏六腑之背

俞穴，皆分布于膀胱经，故其治疗范围广泛。其次是四肢肘膝以下经络，因其分布着各经原穴、络穴、郄穴等，可治疗各相应脏腑经络的疾病。

②穴位叩刺：指在穴位上进行叩刺的一种方法，主要是根据穴位的主治作用，选择适当穴位予以叩刺治疗。临床常用的是各种特定穴，如华佗夹脊穴、阿是穴等。

③局部叩刺：指在患部进行叩刺的一种方法，如扭伤后局部的瘀肿胀痛及脱发等，可在局部进行围刺或散刺。

（2）刺激强度与疗程。

刺激强度根据刺激的部位、患者的体质和病情的不同而决定，一般分轻刺、中刺、重刺3种。

①轻刺：用力稍小，皮肤仅现潮红、充血为度。适用于头面部、老弱妇女患者，以及病属虚证、久病者。

②中刺：介于轻刺与重刺之间，以局部有较明显潮红，但不出血为度。适用于一般部位及一般患者。一般采用叩刺治疗，每日或隔日1次，10次为一疗程，每疗程可间隔3～5日。

③重刺：用力较大，以皮肤有明显潮红，并有微出血为度。适用于压痛点、背部、臀部等部位，年轻体壮患者，以及病属实证、新病者。

（3）操作。

①叩刺：针具和叩刺部位用乙醇消毒后，以右手拇指、中指、无名指握住针柄，食指伸直按住针柄中段，针头对准皮肤叩击，运用腕部的弹力，使针尖叩刺皮肤后，立即弹起，如此反复叩击。叩击时针尖与皮肤必须垂直，弹刺要准确，强度要均匀，可根据病情选择不同的刺激部位和刺激强度。

②滚刺：指用特制的滚刺筒，经乙醇消毒后，手持筒柄，将针筒在皮肤上来回滚动，使刺激范围成为一个狭长的面，或扩展成一片广泛的区域。

2.适用范围

皮肤针的适用范围很广，临床各种病症均可应用，如近视、视神经萎缩、急性扁桃体炎、感冒、咳嗽、慢性肠胃病、便秘、头痛、失眠、腰痛、皮神经炎、斑秃、痛经等。

3. 注意事项

（1）针具要经常检查，注意针尖有无毛钩、针面是否平齐、滚刺筒转动是否灵活。

（2）叩刺时动作要轻捷，正直无偏斜，以免造成患者疼痛。

（3）局部有溃疡或损伤者，以及急性传染性疾病和急腹症者不宜使用本法。

（4）叩刺局部和穴位，若手法重而出血者，应立即进行清洁和消毒，注意防止感染。

（5）滚刺筒不要在骨骼突出部位滚动，以免产生疼痛或出血。

八、灸法

灸法是我国传统针灸医学的重要组成部分。从总体上看，灸法和针刺法一样都是通过刺激腧穴或特定部位激发经络、神经、体液的功能，调整机体各组织、系统的失衡状态，从而达到防病治病的目的。但是，灸法又有着自己较为独特的作用和特点。和针刺法不同，灸法是通过温热、寒冷及其他非机械刺激的作用，来扶正祛邪、平衡阴阳、防治疾病、康复保健。灸法的防病保健作用在古代就被人们十分重视。《备急千金要方》提到以灸疗预防"瘴疬温疟毒气"。《扁鹊心法》指出，"人于无病时，常灸关元、气海、命门、中脘，虽未得长生，亦可保百余年寿矣"。灸法的治疗效果，已被大量临床数据所证实，是临床上应用最多、最普遍的方法之一。

艾灸法，是以艾叶制成艾绒作为灸材的一种施灸方法。艾灸法分艾炷灸和艾条灸。艾炷灸又有着肤灸（直接灸）、隔物灸（间接灸）之分；艾条灸则有温和灸、回旋灸、雀啄灸及按压灸、隔物悬灸等不同种类，其治疗作用各有特点。由于"艾叶苦辛，生温、熟热，纯阳之性"（《名医别录》），作为施灸材料，有通经活络、理气祛寒、回阳救逆等作用，制成艾绒后易于燃烧，气味芳香，火力温和，其温热能穿透皮肤，直达组织深部，因此，艾灸法在临床上得到广泛应用和迅速发展。

（一）操作方法

1. 直接灸

直接灸是将大小适宜的艾炷，直接放在皮肤上施灸。

2. 间接灸

间接灸是用药物将艾炷与皮肤隔开，再进行施灸的方法，如隔姜灸、隔蒜灸、隔盐灸、隔附子饼灸等。

（1）隔姜灸。

一般是用鲜姜切成直径 2 ～ 3 cm、厚度 0.2 ～ 0.3 cm 的薄片，中间以针刺数孔，然后将姜片置于应灸的腧穴部位或患处，再将艾炷放在姜片上点燃施灸。当艾炷燃尽，再易炷施灸。灸完所规定的壮数，以使皮肤红润而不起泡为度。常用于因寒而致的呕吐、腹痛、腹泻及风寒痹痛等。

（2）隔蒜灸。

用鲜大蒜头切成厚 0.2 ～ 0.3 cm 的薄片，中间以针刺数孔，然后置于应灸腧穴或患处，将艾炷放在蒜片上，点燃施灸。待艾炷燃尽，易炷再灸，直至灸完规定的壮数。此法多用于治疗瘰疬、肺结核及初起的肿疡等症。

（3）隔盐灸。

用纯净的食盐填敷于脐部，或于盐上再置一薄姜片，上置大艾炷施灸。此法多用于治疗伤寒阴证或吐泻并作、中风脱证等。

（4）隔附子饼灸。

将附子研成粉末，用酒调和做成直径约 3 cm、厚约 0.8 cm 的附子饼，中间以针刺数孔，放在应灸腧穴或患处，上面再放艾炷施灸，直到灸完所规定壮数为止。多用于治疗命门火衰而致的阳痿、早泄或疮疡久溃不敛等症。

（二）注意事项

（1）艾灸火力先小后大，灸量先少后多，程度先轻后重。

（2）在头面、胸部、四肢末端皮薄而多筋骨处艾灸，灸量宜小；在腰腹部、肩及两股等皮厚而肌肉丰满处艾灸，灸量可大一点。

（3）体质强壮者，灸量可以大；久病者、体质虚弱者、老人、小儿，灸量宜小。

（4）精神紧张、大汗、劳累或饥饿时不宜灸；妊娠期妇女腰骶部和腹部不宜灸。

（三）不良反应及处理

（1）施灸部位如在灸后因灼伤而出现水疱，其直径 1 cm 以内者，一般不需任何处理，待其自行吸收即可；如水疱较大，可用一次性针灸针刺破水疱，放出水液，再涂以烫伤油或消炎药膏。如化脓灸者，在灸疮化脓期间，要保持局部清洁，并用敷料保护灸疮，以防感染；如灸疮脓液呈黄绿色或有渗血现象者，可用消炎药膏或玉红膏涂敷。

（2）施灸期间，如患者出现头晕、恶心、面色苍白、四肢发凉、出冷汗、心慌胸闷，甚至晕厥、脉细弱等晕灸征象，应立即停止艾灸，使患者平卧，注意保暖。轻者仰卧片刻，给予服温开水或糖水后，即可恢复正常；重者在上述处理基础上，可刺人中、素髎、内关、足三里，灸百会、关元、气海等穴，即可恢复。若仍不醒人事、呼吸细微、脉细弱者，应采用急救措施。

（3）过敏现象。对艾或药物过敏，常见局部皮疹瘙痒等，甚则出现胸闷、心悸、出冷汗、不能呼吸、气喘等。如出现过敏反应，应停止艾灸，密切注意脉搏、呼吸、血压等生命体征变化，必要时给抗过敏药物治疗，症状严重者应立即采取急救措施。

第二节　浮针疗法简介

一、浮针疗法的概念及原理

浮针疗法源于传统针灸，是一种疗效快捷的现代针灸，是由南京中医药大学符仲华博士根据基础医学于 1996 年发明并不断完善的现代针灸。浮针医学认为，很多疾病都可以影响肌肉，肌肉在缺血缺氧状态下就会表现为痉挛、疼痛，称之为"患肌"。由于人体肌肉组织分布广泛，肌肉内或周边也有丰富的神经、动脉、静脉等，肌肉发生病变后可以引发一系列相关临床症状。因此，在病灶或病患邻近的部位，常常可以找到相应的患肌，而通过治疗该患肌使之恢复松解往往就可以缓解相应的临床症状。

　　浮针医学根据肌筋膜触发点（MTrP）原理，认为生物电的信号是沿着皮下的疏松结缔组织（包括浅筋膜、深筋膜）进行传导的，在皮下的疏松结缔组织给予一个机械刺激（浮针的水平扫散运动），就会使筋膜组织产生一种生物电的信号传导，这种刺激信号可以使肌肉组织产生放松效应。如果配合相应肌肉的再灌注活动，将原来组织当中循环不好的血液逼迫出去，然后让新鲜的富含血氧的动脉血快速地进入到肌肉组织和其他的器官当中，则可以改善血供，促进新陈代谢，充分调动人体自我修复能力，并快速消除肌筋膜触发点（MTrP），从而解除疼痛和缓解各种临床症状。因此，符仲华认为，浮针疗法适合治疗各种颈肩腰腿痛和一些内科、妇科杂病，尤其在伤科和疼痛科疗效确切，而且临床上无毒副作用及不良反应。

二、浮针疗法的操作特点

　　浮针疗法与目前针灸临床常用的疗法比较，在操作方法上大为不同，浮针疗法具有以下一些操作特点：

1. 按部位选取进针点

　　浮针疗法来源于传统，却不拘泥于传统。传统针灸理论，包括了经络理论、腧穴理论、补泻理论，主体是经络、腧穴，离开了传统理论，针灸疗法就成了无源之水、无本之木，而浮针疗法则是根据病痛所在的部位、范围大小来选取进针点，与传统针灸理论有着很大的不同。

2. 在病灶周围进针

　　传统中医很多外治法的作用点在病痛局部，如外敷膏药、局部封闭、拔罐疗法、干针等，而浮针疗法是作用在病痛周围，针尖并不到达病所，有时甚至相隔较远，如腰臀部的病痛可在小腿或大腿进针。这是浮针疗法与传统针灸学"以痛为腧"理论及阿是穴疗法的不同之处，同时也是浮针疗法机制研究的难点和重点所在。

3. 皮下浅刺

　　传统针刺疗法大多要深达肌肉层，而浮针疗法所涉及的组织是皮下组织（主要是皮下疏松结缔组织）。传统针刺的提、插、捻、转等手法刺激涉及多个层次，如皮肤、皮下组织和肌肉等，而浮针主要针对单层次，即皮下组织层。这是两者的最大区别。

4. 不要求得气

传统针灸学认为，得气是临床取效的一个重要手段和标志，因此在临床上大多数针灸医师追求"得气"，通过捻、转、提、插、摇等手法催气或候气，一定要得气才罢休。针灸医师高明与否的评价标准之一就是能否得气，这种现象在患者或者同行的心目中都有体现；而浮针疗法要求避免患者有酸、胀、重、麻、沉等得气感，医师持针的手应有松软无阻力的感觉，两者大相径庭。

5. 留管时间长

传统针灸学，特别是古籍中较少提到留针（留管）时间的问题，比如，在《灵枢·官针》中论及报刺的时候提到，"刺痛无常处也，上下行者，直内无拔针，以左手随病所按之，乃出针复刺之也"。近代以来，留针得到了针灸学界的重视，传统针刺方法留针时间多在 15～30 分钟，很少超过 60 分钟；而浮针疗法可以较长时间留置软管，因为浮针针具的特殊性，其留管过程中患者没有不适感，甚至不会注意到软管的存在。

6. 扫散是重要环节

扫散动作是进针完毕后针体左右摇摆如扇形的动作，是在临床实践中不断改进和完善的，更是浮针疗法区别于其他所有非药物侵入性疗法的一个重要特点。有无扫散动作，或扫散完成的质量好坏，常常是影响疗效好坏的直接原因。

7. 再灌注运动是取效的关键

在浮针治疗的过程当中，需要配合一种叫作再灌注运动的手法。这种手法可以快速地将原来组织当中循环不好的血液逼迫出去，然后让新鲜的富含血氧的动脉血快速地进入到肌肉组织和其他的器官当中，从而改善局部组织的血液循环。再灌注运动往往是浮针治疗取效的关键。

三、浮针疗法的主要适应证

1. 颈肩腰腿痛类疾病

浮针疗法可用于治疗大部分颈椎病、腰椎间盘突出、膝关节炎、网球肘、肩周炎、腰肌劳损、坐骨神经痛、梨状肌综合征、腱鞘炎、腰扭伤、足跟痛、踝扭伤等。

2. 呼吸科疾病

浮针疗法可用于治疗部分慢性、无痰少痰、刺激性干咳（常常各种中西药疗效不好）的咳嗽，慢性咽喉炎，咽部异物感，哮喘急性发作，胸闷心慌等。

3. 消化科疾病

浮针疗法可用于治疗急性胃痛、胆囊炎、呃逆、习惯性便秘、非感染性慢性腹泻、溃疡性结肠炎、肠易激综合征等。

4. 神经内科疾病

浮针疗法可用于治疗头痛、头晕、眼睛昏蒙、飞蚊症、局部麻木、失眠、轻中度抑郁焦虑、面瘫等。

5. 泌尿系疾病

浮针疗法可用于治疗前列腺炎、老年漏尿、输尿管结石疼痛、小儿遗尿等。

6. 风湿免疫疾病

如早中期股骨头坏死、早中期强直性脊柱炎等，通过浮针疗法，可在3～5次治疗后大幅度缓解疼痛，并能阻止股骨头的侵蚀进展。

7. 妇科疾病

浮针疗法可用于治疗乳腺增生的疼痛、不适感和高张力者、痛经、乳腺结节等。

四、常见疾病的浮针治疗思路及医嘱

1. 偏头痛

浮针治疗偏头痛的思路就是寻找嫌疑患肌，如枕额肌、颞肌、胸锁乳突肌、斜方肌、颈夹肌、肩胛提肌、斜角肌、竖脊肌等都是原始"病灶"、第一现场。利用浮针治疗，目的是消除这些患肌。头部肌肉的再灌注运动可以用被动再灌注运动，大把抓住患者头发，沿着相关肌肉的方向和缓拉扯。医嘱：针对慢性头痛的诱发因素，及时疏解心理压力，劳逸结合，避免情绪波动等。要多参加户外活动，锻炼身体，因为运动可以在一定程度上放松身心。

2. 颈椎病

查找患肌，使用浮针消除患肌，各种症状和体征大多都能得到迅速缓解。主要嫌疑肌有斜方肌、肩胛提肌、头夹肌、颈夹肌、胸锁乳突肌、斜角肌，甚至有时涉及三角肌、肱肌、肱桡肌等。医嘱：①注意休息，尤其不要持久进行某一活动，例如，打麻将、坐或躺在床上看电视、沉迷网络游戏等。②加强颈部肌肉的锻炼，可以自抓项部两侧肌肉，一抓一松，位置不断移动。自抓时，最好使得原本低着的头因为抓捕肌肉而被动地抬起。③告诫患者戒除不科学的颈部锻炼动作尤为主要，尤其像拳击运动员那样活动颈部的动作，非但无益，还可以诱发或加重原有疾病，应该戒除。④嘱咐患者改变一些生活习惯，如办公室坐位最好正对门窗，这样外界的光线或声响的变化会使人不自主地抬头观察，从而得到放松。⑤伏案工作或者使用鼠标时，肘关节不可以悬空且长时间离桌。⑥避免长时间散步。

3. 肩周炎

一般病症，病程越短效果越好。但对于肩周炎，并非总是病程越短效果越好，有时甚至会出现越治越重的情况。为什么呢？首先要强调，肩周炎是个自限性疾病，在发生发展到一定程度后能自动停止，并逐渐恢复痊愈。也就是说，即使不治疗，患者也一定会自己好起来。这并不是说医生的治疗没有用处，治疗可以大幅度减轻患者疼痛程度，缩短病程。肩周炎的发病很有规律，大体上可以分为三个阶段：上升期、平台期和下降期。如果在上升期治疗，有可能治疗后加重，如果在下降期治疗，临床症状则迅速消失。因此，治疗前，医生需要判断患者现在处于什么时期，这样才可以把握预后。如果上升期做浮针治疗，要告知患者可能会加重，同时治疗的间隔时间应拉长，如一两周治疗一次。一般来说，疼痛越明显，效果越好。如果疼痛不是很厉害，但关节活动受限方位越多，程度越严重，效果越差。尤其是肩关节外展时可以看到肩峰突起的情况下，则效果差，需要治疗的次数就多。

4. 强直性脊柱炎

浮针治疗强直性脊柱炎有两个确定：一是确定能够改变的是肌肉功能性病变；二是确定不能改变脊柱本身已经出现的融合、关节间隙变小、僵硬等骨性改变。有一个不确定，即不确定是否对免疫系统直接产生影响。这方面的研究很少，笔者认为浮针对免疫功能产生影响的可能性不乐观，因为在长期的实践中，没有发现对活动性强直性脊柱炎有明显的作用。因此，对于血沉、C反应蛋白很高（活动性）的病例，建议这些患者去专科医生那里治疗。对于非活动性的强直性脊柱炎，浮针常常可以发挥很大作用，不仅仅近期效果好，远期效果也不错。远期效果好的原因可能是随着年龄的增长自身免疫的病变逐渐好转，因此，通常认为强直性脊柱炎是拖好的。主要嫌疑肌包括：竖脊肌、多裂肌、臀中肌、菱形肌、头夹肌、肩胛提肌、冈上肌、冈下肌等。

5. 腰椎间盘突出症

根据患者主诉，触摸查找患肌，主要嫌疑肌包括：竖脊肌、腰方肌、腹外斜肌、多裂肌、臀中肌、臀大肌、臀小肌、梨状肌、阔筋膜张肌、股二头肌、腓肠肌、腓骨长肌等。用浮针治疗腰椎间盘突出症引起的腰腿痛，效果迅速，也进一步证明腰椎间盘突出疼痛并不一定是由神经根受压或者炎症反应引起。因为浮针疗法无法回纳突出的椎间盘，也不能快速解除神经根的受压及神经根处的炎症反应。浮针一般治疗 3～5 次即可取得明显效果，如果 3 次还没有显效，应当重新审视诊断，或者加用营养剂。治疗时，一般习惯使用"远程轰炸"的方法，由远及近，多数在腓骨长肌或腓肠肌的下方，由下向上进针，用较为有力的抗阻方法做再灌注运动。

6. 慢性膝关节痛

治疗慢性膝关节痛应先区分第一现场和第二现场，因为膝关节局部没有肌肉，局部出现的酸痛、胀痛、关节活动范围变小等症状绝大多数都是由于大腿、小腿的肌肉发生病理性紧张所造成。大多数人受传统医学模式的影响，总是将膝关节痛的病变部位归咎于膝关节本身，无论是诊断，还是治疗，眼睛都只盯着膝关节局部，往往忽略肌肉的问题，治疗总是治标不治本。像治疗膝关节痛这种因为肌肉的问题引起骨骼或软骨的疾病，要透过现象看本质，抓住疾病的主要矛盾，治疗才能达到事半功倍的效果。浮针治疗之前，通过推髌试验有助于查找患肌。推髌试验是较为常用的检查膝关节疼痛段的一个方法，具体方案是：①令待查膝关节屈曲成 160°左右，保持放松状态。②医生 2 个拇指叠加，从髌骨的 4 个角向中央推动髌骨，用力柔和，速度缓慢。③从一个髌骨角推动时，患者出现疼痛，或者有护痛躲避的行为，或者医生手下有摩擦感时，即为膝关节的疼痛点。④标注该疼痛点，然后以功能解剖为线索查找患肌。人们常常把该疼痛点当作是主要的病理所在,也把该疼痛点当作是治疗的目标。甚至很多医生,仅仅是根据影像学的结论就去治疗。浮针医学则认为,这些疼痛点仅仅是第二现场,第一现场在患肌。主要嫌疑肌一般对应内侧(内上方、内下方)疼痛点的患肌在大小腿的内侧,如比目鱼肌、腓肠肌的内侧头、内收肌群、股四头肌的股内侧肌,当然,也可能在缝匠肌。对应外侧(外上方、外下方)疼痛点的患肌在大小腿的外侧,如腓骨长肌、腓肠肌的外侧头、阔筋膜张肌、股四头肌的股外侧肌等。慢性膝关节疼痛最常用的再灌注运动是屈曲后伸直抗阻。在实际操作中,要根据具体的患肌功能来确定具体的再灌注运动。除此之外,如果看到膝关节肿胀,检查发现浮髌试验阳性,就要注意化脓性感染和免疫性疾病,需抽液检验,查明原因。膝关节化脓性感染千万不能用浮针治疗。总体来说,慢性膝关节痛采用浮针治疗效果良好,无论是即时效果,还是远期效果。但对于肥胖者、糖尿病患者,远期效果往往欠佳。

五、浮针治疗的疗程

对以上适应证浮针治疗一般当场有效,普通病症一般需治疗 1～3 个疗程,每个疗程 3 次。另外,还要在医生指导下,配合适当锻炼和休息,远期效果才有保证。对于比较复杂的病症,如顽固的椎间盘突出症、股骨头坏死、乳腺增生等疗程相对较长。

六、副作用或不良反应

浮针疗法没有毒副作用和反作用,治疗时没有使用任何药物,只是一种物理刺激,仅仅作用在非病变区域的皮下组织,通过激发人体本身具有的自愈力而发挥作用,因此是一种非常值得推广的疗法。

第三节　手法推拿治疗

一、手法推拿的概念

用手或肢体其他部分,按各种特定的技巧动作,在患者体表进行操作的方法称手法推拿。

手法推拿形式有多种，包括用手指、手掌、腕部、肘以及肢体其他部位，直接在患者体表进行操作，通过功力的"深透"而产生治疗作用。因主要以手进行操作，故通称为手法。人们在日常生活中也常有推、拿、压、按、擦、捏等动作，这些仅是简单的随意动作，它没有一定的技术要求，不讲究动作规范，因此不能与手法推拿相提并论。《医宗金鉴·正骨心法要旨》记载"法之所施，使患者不知其苦，方称为手法也"，"伤有轻重……手法各有所宜，其痊可之迟速，及遗留残疾与否，皆关乎手法之所施得宜"。

二、手法推拿的基本要求

手法推拿的基本要求包括：持久、有力、均匀、柔和。

1. 持久

手法需按要求持续运用一定时间，要保持动作和力量的连贯性，不能断断续续。

2. 有力

手法必须具有一定的力量，这种力量不是固定不变的，而应根据患者的体质、病证、部位等不同情况而增减。

3. 均匀

指手法动作的节奏性和用力的平稳性。动作不能时快时慢，用力不能时轻时重。

4. 柔和

指手法动作的稳柔灵活及力量的缓和。手法要轻而不浮，重而不滞，既不能软弱无力，也不能生硬粗暴或用蛮力，变换动作要自然。

以上各点是有机联系的，四者相辅相成，互相渗透。持久能使手法逐渐深透有力，均匀协调的动作能使手法更趋柔和，而力量与技巧相结合则使手法既有力，又柔和，这就是通常所说的"刚柔相济"。要使手法持久有力，均匀柔和，达到刚中有柔，柔中有刚，刚柔相济，熟练掌握各种手法并能在临床上灵活运用，必须经过一定时期的手法练习和临床实践才能由生而熟，熟而生巧，乃至得心应手，运用自如，达到如《医宗金鉴》所说的"一旦临证，机触于外，巧生于内，手随心转，法随手出"的境界。

三、手法推拿的基本手法

（一）滚法

滚法是滚法推拿学术流派的主要手法，由丁季峰所创。

1. 动作要领

（1）沉肩，垂肘，腕关节放松，肘关节屈曲 120°～140°。

（2）小指掌指关节背侧为吸定点，小鱼际掌背侧着力于治疗部位上（掌背侧中指、无名指、小指部位）。

（3）以肘部为支点，前臂主动摆动，带动腕部伸屈和前臂旋转做复合运动。

2. 操作要求

（1）手法吸定部位要紧贴体表，不能拖动、辗动或跳动。

（2）压力、频率、摆幅要均匀，动作要协调而有节律。

（3）手法频率为 120～160 次 / 分。

3. 临床应用

滚法由于腕关节伸屈幅度较大，因此接触面较广，压力较大，掌背尺侧面着力柔和而舒适，故适用于肩背腰臀及四肢等肌肉较丰厚的地方。滚法具有舒筋活血，滑利关节，缓解肌肉、韧带痉挛，增强肌肉韧带活动功能，促进血液循环及消除肌肉疲劳等作用，可用于神经系统疾患，或者是软组织损伤和运动系统疾患。

（二）按法

按法有指按法和掌按法两种。按法是最早应用于推拿治疗的手法之一，在《内经》中多处提到按法的使用。由于按法动作较为简单，便于掌握，在临床应用中又有很好的治疗效果，因此，至今仍为各种推拿流派中的常用手法。

1. 动作要领

用指端或指腹，或用单掌或双掌，或用双手重叠按压患者体表。

2. 操作要求

（1）着力部位要紧贴患者体表，不可移动。

（2）用力要由轻到重，不可用暴力猛然按压。

3. 临床应用

按法常与揉法结合使用，组成"按揉"复合手法。指按法适用于全身各部穴位，掌按法则常用于腰背和腹部。按法具有放松肌肉，开通闭塞，活血止痛等作用，常用于头痛、胃脘痛、腰痛、肢体痠痛麻木等症。

（三）揉法

吸定于一定部位或穴，做轻柔缓和回旋揉动，带动该处的皮下组织，称为揉法。揉法分为掌揉和指揉两种。

1. 动作要领

（1）用手掌大鱼际或手指螺纹面或掌跟，吸定于一定部位或穴位上。

（2）腕部放松。

（3）以肘部为支点，前臂主动摆动，带动腕部做轻柔回旋揉动。

2. 操作要求

（1）压力要轻柔，动作要协调而有节律。

（2）频率 120 次 / 分。

3. 临床应用

揉法轻柔缓和，刺激量小，适用于全身各部，老幼皆宜。有宽胸理气、消积导滞、活血祛瘀、消肿止痛等作用。常用于治疗脘腹胀痛、胸闷胁痛、便秘泄泻等胃肠道疾患，以及因外伤引起的红肿疼痛等。

（四）搓法

1. 动作要领

用双手掌面挟住一定的部位，相对用力做快速搓揉，同时做上下往返移动，称为搓法。

2. 操作要求

双手用力要对称，搓动要快，移动要慢。

3. 临床应用

搓法适用于腰背、胁肋及四肢部，以上肢部最为常见，一般作为推拿治疗的结束手法，具有放松肌肉、调和气血、舒筋通络的作用。

（五）抖法

1. 动作要领

用双手或单手（一般都是双手）握住患肢远端，用力做连续的小幅度的上下颤动，称为抖法。

2. 操作要求

颤动幅度要小，频率要高。

3. 临床应用

抖法可用于四肢部，以上肢部最为多用，具有疏松脉络、滑利关节等作用。常与搓法配合，作为肩、肘关节的功能障碍和腰腿痛（如腰椎间盘突出症）等推拿治疗的结束手法。

（六）拿法

1. 动作要领

用大拇指或食指、中指二指，或大拇指和其余四指做相对用力，在一定的部位和穴位上进行节律性的提捏。

2. 操作要求

用劲要由轻到重，不可突然用力，动作要缓和而有连贯性。

3. 临床应用

拿法的刺激较强，常配合其他手法应用于颈项、肩部和四肢等部位。拿法具有祛风散寒、开窍止痛、舒筋通络等作用，常用于治疗头痛、项强、四肢关节及肌肉痠痛等症状。临床应用时，拿法后常继以揉摩，以缓和刺激。

（七）运动关节类手法

对关节做被动性活动的一类手法称为运动关节类手法，包括摇法、扳法、拔伸法等。

1. 摇法

使关节做被动的环转活动的方法，称为摇法。摇法是推拿常用手法之一，常用来防治各部关节痠痛或运动功能障碍等症。

肩关节摇法常根据肩关节活动功能障碍的程度进行施用，操作方法有以下 3 种：

（1）托肘摇。

患者取坐位，肩部放松，屈肘。医者站于一侧，上身稍微前俯，用一手扶其肩关节上部，另一手托起患肢肘部（使患手搭在医者肘上部），做顺时针方向及逆时针方向缓缓的运转。

（2）握手摇。

同上势，患肢自然下垂。医者一手扶住其肩关节上部，另一手与患手相握，做顺时针或逆时针方向缓缓的运转。

（3）大幅度摇法。

患者取坐位，患肢自然下垂。医者站于一侧，丁字步，用一手松松握住患者腕部，另一手相对以掌背将其慢慢向上托起，直到140°～160°时，随即反掌握住患者腕部，原握腕之手向下滑移至患肩关节上部按住，此时要停顿一下，两手协调用力，按肩之手下压，握腕之手上拉，使肩关节充分伸展，随即向后使肩关节做大幅度转动。如此周而复始，两手交替上下协调动作，使患肢做连续环转活动。在由后向前做环转时则两手相反动作。一般向前、后各摇转3～5次。

临床应用上：前两种摇法适用于肩关节痠痛较甚，活动功能明显障碍的患者；第三种摇法适用于肩关节疼痛较轻，活动功能障碍不明显的患者。

2. 拔伸法

拔伸即牵拉、牵引的意思。固定肢体或关节的一端，牵拉另一端的方法，称为拔伸法。

拔伸法操作时，用力要均匀而持久，动作要缓和。不可用一次突发的猛力，要根据不同的部位和病情，适当控制拔伸的力量和牵拉的方向，如果运用不当，不仅影响治疗效果，甚至会造成不良后果。

肩关节拔伸法：患者取坐位，患肢放松；医生用双手握住其腕或肘部，逐渐用力牵拉，嘱患者身体向另一侧倾斜（或有一助手帮助固定患者身体），与牵拉之力对抗。也可向上牵拉，常用于肩关节功能障碍。

3. 扳法

扳动肢体，使关节伸展或旋转活动的方法，称为扳法。扳法是推拿常用手法之一，常用于四肢及颈腰部，有舒展筋脉的作用。

（1）扳法分类。

在临床应用中，扳法可分为颈项部扳法、肩关节扳法、腰部斜扳法、屈膝扳法、踝关节扳法等。

（2）扳法动作要领。

①操作要顺应符合关节的生理功能。

②扳动幅度在关节的正常生理范围内。

③扳动时宜分阶段进行，首先是被扳关节伸展、屈曲、旋转运动，再做有控制的扳动。

④扳动须用巧力，用力短暂迅速，时机准、发力快、收力及时。

第四节　拔罐疗法与刺络放血

一、拔罐疗法

（一）拔罐疗法的概念和作用原理

拔罐疗法又叫"吸筒疗法"，古代称为"角法"。拔罐疗法是以罐为工具，排除罐内空气，造成负压，使之吸附于腧穴或应拔部位的体表，造成皮肤充血、瘀血，产生刺激，以达到防治疾病的目的。

《黄帝内经》认为，气是血之帅，血是气之母。人生百病，皆因气血不通；气血畅通，健康一生。中华民族2000多年来中医理论的核心就是研究调理气血。拔罐疗法的原理正是根据中医理论、气血原理、经络学、阴阳学、五行学，以及磁疗学的辩证关系实施诊病治病，活气血，通经络。

（二）拔罐的作用

1.消炎

对于风湿性关节炎、肩周炎、气管炎、肺炎、肾炎、肝炎、尿道炎、膀胱炎等多发病，有显著的消炎作用。

2. 止痛

对于风湿骨病、类风湿性关节痛、气滞性胃痛、腹胀痛、腰腿痛、月经痛、虫咬痛、三叉神经痛、坐骨神经痛、胆绞痛、头痛等慢性疼痛，均有独特的止痛作用。

3. 疏通

对于高血压、低血压、失眠、便秘、脑梗死、脑动脉硬化、脑血管意外后遗症、糖尿病、冠心病等久治不愈的顽症，均有疏通经络、打通气血、调理内分泌的明显作用。

4. 驱散

对于受风、寒、湿、邪、燥引起的各种疾病，均有灵验的驱散作用。

5. 调节

对于因阴阳失衡、脏腑功能失调而引起的心血管病、脑中风等多种病症，有快速的调节作用。

（三）拔罐的方法

拔罐的方法有多种，常用的是火罐与水罐。

1. 火罐法

利用燃烧时火的热力排去罐内空气，形成负压，将罐吸附在皮肤上，具体方法有以下几种：

（1）闪火法。

闪火法是用长纸条（或镊子夹一个酒精棉球），用火点燃后在罐内绕1～3圈（注意切勿将罐口烧热，以免烫伤皮肤），将火退出后迅速将罐扣在应拔的部位，使其吸附在皮肤上。

（2）投火法。

投火法是用易燃纸片点燃后投入罐内，不等纸条烧完，迅速将罐罩在应拔的部位上。应使纸条未燃的一端向下，避免烫伤皮肤。

（3）滴酒法。

用95%的酒精1～3滴滴入罐内（切勿滴酒过多，以免拔罐时流出烧伤皮肤），沿罐内壁摇匀，用火点燃后，迅速将罐扣在应拔的部位。

（4）贴棉法。

贴棉法是用大小适宜的酒精棉一块，贴在罐内壁下 1/3 处，用火将酒精棉点燃，然后迅速将罐扣在应拔部位。

（5）架火法。

用不易燃烧、不易传热的物体，如姜片等置于应拔部位，然后将酒精棉球置于瓶内，用火点燃后将罐迅速扣下。

2. 水罐法

将竹罐放在锅内，罐口朝下，加水煮沸，用镊子夹出，迅速用凉毛巾紧扪罐口，立即将罐扣在应拔部位，即能吸附在皮肤上。在锅放入适量的祛风活血药物，如羌活、独活、当归、红花、麻黄、艾叶、川椒、木瓜、川乌、草乌等，即称药罐，此法多用于治疗风寒湿痹等症。

操作时，一般将罐留置 10 ～ 15 min，待拔罐部位的皮肤充血、瘀血时，将罐取下。若罐大而吸拔力强时，可适当缩短留罐时间，以免拔罐部位的皮肤起泡。起罐时，若罐吸附过强，切不可用力猛拔，以免擦伤皮肤。一般先用右手握住罐，左手拇指或食指从罐口旁边按住皮肤，待气体进入罐内，即可将罐取下。

（四）各种拔罐法的运用

1. 闪罐

闪罐即将罐吸住后，立即拔起，多次反复地将罐吸住拔起，再吸住，直到皮肤潮红、充血或瘀血为度。此法多用于局部皮肤麻木、疼痛或功能减退等疾病。

2. 走罐

走罐又称"推罐"或"擦罐"，一般用于面积较大且肌肉丰厚的部位，如腰背部、大腿部等。操作时，一般选用口径较大的罐，最好用玻璃罐，罐口一定要平滑。先在罐口涂一些润滑油或凡士林等，再将罐吸住，用右手握住罐子，慢慢向前推动，推时罐口后半边着力，前半边略提起，这样在皮肤表面上、下、左、右来回推动数次，至皮肤潮红为止。

3. 刺血拔罐

刺血拔罐又称刺络拔罐，即将应拔部位的皮肤消毒后，用三棱针点刺出血或用皮肤针叩打后，再行拔罐，以加强刺血治疗的作用。此法适用于急慢性软组织损伤、神经性皮炎、皮肤瘙痒、丹毒症等症。

4. 药罐

药罐主要分为两种，一种是在水中放入药物，把竹罐放入药汁中，煮 10 ~ 15 min，然后按水罐法吸在所需部位；另一种是在抽气罐中先盛贮一定的药液（约为罐子的 1/2 至 2/3），常用的为辣椒水、两面针酊、生姜汁、风湿酒等，然后按抽气罐操作法，抽去空气，使罐吸在皮肤上。也有在玻璃中盛 1/2 至 2/3 的药液，然后用火罐法吸在皮肤上。此法常用于治疗风湿病、哮喘、咳嗽、感冒、溃疡病、慢性胃炎、消化不良、牛皮癣等。

除上述几种拔罐方法之外，对病变范围比较广泛的疾病，还可以排列吸拔多个火罐，称之为"排罐法"。有时也可针罐结合，即先在一定部位针刺，再以针刺处为中心吸上火罐，称为"针罐"。在临床上，可根据病情需要进行摩罐、拔罐、颤罐、拧罐、留罐等操作。

（五）拔罐的适应证

1. 风寒痹痛和风湿痹痛

在痹痛局部选穴拔罐，如腰痛拔肾俞、腰阳关、腰眼、次髎等穴；腿痛拔环跳、阴市、伏兔、委中、阳陵泉、绝骨等穴；上肢痛拔肩髎、合谷、外关、臑俞等穴。

2. 目赤肿痛

在患侧太阳穴用刺络拔罐法。

3. 感冒

用走罐法拔背部。先在背部涂搽润滑剂，在大椎穴上拔一大口径火罐，然后两手按住火罐慢慢沿督脉向下推滑至腰骶部，再向外上方推移至肺俞穴，停罐于此；再用上法推另一罐停留于另一肺俞穴，5 ~ 7 min 后起罐。

4. 咳喘

第一次拔大椎、风门、肺俞、膏肓、膻中等穴；第二次拔第 1 ~ 7 胸椎两侧各穴及胸骨部位各穴。2 天拔罐 1 次。严重咳嗽也可用走罐法拔脊柱两侧，3 ~ 5 天 1 次。

5. 头痛

用走罐法。先在背部涂抹植物油，再用大口径火罐拔大椎穴，吸稳后用双手将火罐推至腰骶部，然后再转向背部两侧上下推动，至满背皮肤发红为度。此法适用于外感头痛及习惯性头痛。

6.落枕

用刺络拔罐法。先在颈、肩、背部找出压痛点，选用其中 2～3 个压痛点，在压痛点上用三棱针划痕，然后拔火罐，待出血少许即起罐。

7.各种闭合性软组织急性扭伤或慢性劳损

在扭伤或劳损局部选穴拔罐。

8.腹泻

拔神阙、天枢等穴。

除上述病症之外，拔罐疗法还可治疗其他多种疾病，取穴方式多如该病症的针灸取穴法。

拔罐疗法除了在治疗学上有重要作用外，在诊断学上也有重要价值。它可以作为某些疾病的诊断方法之一，如斑疹伤寒、猩红热、麻疹等疾病。在其尚未发疹之前，拔罐可使其提早发疹，帮助诊断。再如浮肿，当浮肿很轻微时，肉眼不易检查出来，拔罐处能引起毛细血管内膜疏松，于该处取几滴血液检查，能够发现单核白细胞较未拔罐处增加 2～4 倍，甚至 5 倍，故可用拔罐以协助诊断。

（六）注意事项

①拔罐时应选肌肉丰厚的部位。骨骼凹凸不平及毛发较多的部位，以及皮肉皱纹松弛、疤痕等处，火罐容易脱落。

②应选择适当的体位。拔罐过程中不能移动体位，以免火罐脱落。

③根据所拔部位的面积大小选择大小合适的火罐。

④拔火罐时应注意不要灼伤或烫伤患者皮肤。

⑤若烫伤或留罐时间太长使皮肤起水疱时，小水疱仅敷以消毒纱布防止擦破即可；水疱较大时用消毒针将水放出，涂以龙胆紫药水，或用消毒纱布包敷，以防感染。

⑥皮肤有过敏、溃疡、水肿及大血管部位，不宜拔罐。高热抽搐者不宜拔罐。孕妇腹部、腰骶部须慎用。

⑦各拔罐法的操作注意事项。

用闪火法拔罐时，棉花蘸酒精不要太多，以防酒精滴下烫伤皮肤。

用投火法时，火焰须旺，动作要快，避免火源掉下烫伤皮肤。

用贴棉法时，须防止燃着的棉花脱落。

用架火法时，扣罩要准，不要把燃着的火架撞翻。

用水罐法时，应甩去罐中的热水，以免烫伤患者的皮肤。

在应用刺血拔罐时，出血量须适当，每次总量（成人）不超过 10 mL；应用针罐时，须避免将针撞压肌肉深处造成损伤，尤其在胸背部要慎用。

二、刺络放血

（一）概念

根据患者的病情，运用特制的针具刺破人体的一定穴位或浅表的血络，放出少量血液或淋巴液，以治疗疾病的外治方法，也称为刺络、刺血络。此疗法操作简便，疗效迅速，具有药物和其他针法所不能达到的显著疗效。此疗法使用得当对人体无损害，又可减免某些中、西药物对人体的毒副作用，属于天然疗法的一种。

（二）作用机理

1. 解表泻热

可用于风热感冒的治疗。

2. 止痛

运用刺络放血疗法可治疗神经性头痛、关节疼痛、坐骨神经痛、阑尾炎腹痛等病症，针刺放血后疼痛均可减轻。

3. 镇静

临床观察到治疗狂躁型精神分裂症、失眠、癔症、破伤风、癫痫等疾病有一定疗效。

4. 急救开窍

如中暑、惊厥、昏迷、血压升高、毒蛇咬伤等急症，经针刺放血治疗后，险情常可立即解除。

5. 解毒

一些感染性疾病，如急性乳腺炎、急性阑尾炎、丹毒、疖肿、红眼病等，针刺放血治疗可以促使炎症消散。疖肿、丹毒等局部感染，可直接在红肿处针砭出血，使毒邪随血排出。

6. 消肿

跌打损伤引起的肢体局部肿胀疼痛，活动受限，多因气滞血瘀、经络壅塞所致。刺络放血可以疏通经络中壅滞的气血，使局部伤处气血畅通，则肿痛自可消除。

7. 化瘀消癥

癥瘕积聚的病理变化实质是气滞血瘀。刺络放血可以疏通经络、调畅气血，使气滞血瘀的病理变化减轻或消失，从而起到活血化瘀消癥的作用。

近年来的研究表明，放血疗法直接把富含致痛物质的血液放出，同时形成负压促使新鲜血液向病灶流动，稀释了致病物质的浓度，改善了局部微循环障碍状态。该法亦可能通过调节内皮细胞，引起复杂的生理病理效应。刺络放血时若刺中非真毛细血管，可刺激血管平滑肌上的自主神经，引起细胞复杂的信号传导变化，产生细胞内、细胞间、血管局部和整体的调节反应。

（三）操作方法

1. 点刺法

点刺法即点刺腧穴出血或挤出少量液体的方法。针刺前在点刺穴位的上下用手指向点刺处推按，使血液积聚于点刺部位，常规消毒后，左手拇指、食指固定点刺部位，右手持针直刺 2～3 mm，快进快出，点刺后采用反复交替挤压和舒张针孔的方法，使得出血数滴，或挤出液体少许，右手捏干棉球将血液或液体及时擦去。多用于指趾末端、面部、耳部的穴位，如井穴、十宣、印堂、攒竹、耳尖、扁桃体、四缝等穴位。

2. 刺络法

刺络法是用刺血针直接刺入皮下浅静脉放出一定量血液的方法。先用橡皮管结扎在针刺部位的上端（近心端），使相应的静脉进一步显现，局部消毒后，左手拇指按压在被刺部位的下端，右手持三棱针对准瘀曲的静脉向中心点斜刺，迅速出针，针刺深度以针尖"中营"为度，让血液自然流出，松开橡皮管，待出血停止后，以无菌干棉球按压针孔，并以碘伏棉签清理创口周围的血液。本法出血量较大，一次治疗可出血几十甚至上百毫升，多用于肘窝、腘窝部的静脉。

3.散刺法

散刺法是在病变部位局部周围进行点刺的一种方法。一般根据病变部位大小不同，可刺 10 ～ 20 针。由病变外缘环形向中心点刺，以促进瘀血或水肿得以排除，达到祛瘀生新、通经活络的目的。

4.挑刺法

用左手按压施术部位两侧，或捏起皮肤，使皮肤固定，右手持针迅速刺入皮肤 1 ～ 2 mm，随即将针身倾斜挑破皮肤，使之出少量血液或少量黏液。也有再刺入 5 mm 左右深，将针身倾斜并使针尖轻轻挑起，挑断皮下部分纤维组织，然后出针，覆盖敷料。

（四）适用范围

（1）点刺法多用于昏厥、高热、中风、高血压、急性咽喉肿痛（井穴）。

（2）刺络法多用于中暑、发痧（委中、曲泽）。

（3）散刺法多用于丹毒、痈疮、顽癣、扭挫伤（局部）。

（4）挑刺法多用于痔疾、目赤红肿、疳疾、肩周炎、胃痛、颈椎病、失眠、支气管哮喘等（腰骶部、肩胛区）。

（五）注意事项

（1）对于放血量较大患者，术前做好解释工作。

（2）由于创面较大，必须无菌操作，以防感染。

（3）操作手法要稳、准、快，一针见血。

（4）若穴位和血络不吻合，施术时宁失其穴，勿失其络。

（5）点刺穴位不宜太浅，深刺血络要深浅适宜。

（六）施术前的准备

1.物品选择

准备一次性手套、一次性手术帽、一次性口罩、辅料、棉签、一次性注射针头、碘伏、方巾。应注意环境清洁卫生，避免污染。

2.部位选择

选择患者舒适、医者便于操作的施术体位，暴露刺络部位，为患者铺好方巾。

3. 消毒

（1）选择一次性注射针头，并注意无菌的有效期。

（2）局部消毒，一般采用碘伏，以刺络部位为中心，由内向外缓慢旋转，逐步涂擦 2 遍。

（3）医者消毒，医者双手应用肥皂水清洗干净，再用 75% 乙醇擦拭，戴一次性口罩和消毒手套。

（七）施术后处理与局部护理

被血液污染的针具、器皿、纱布、棉签、手套等物品均应严格按照国家相关标准进行集中放置，放入医疗垃圾盒中，一次性针具放入锐器盒，由医院统一存放并做无害化处理。嘱患者所刺部位 24 小时内不宜沾水。清理操作台面及四周，保持台面、治疗室环境清洁整齐。

第五节　中药烫熨治疗

中药烫熨治疗是应用发热的容器在人体的一定部位上进行烫熨或滚动、摩擦来达到防病、治病的疗法，达到通络活血、祛风散寒、消肿止痛的目的。将中药加热后，热熨患处，借助药性及温度的共同作用，使腠理开阖、气血通调、散热（或散寒）止痛、祛风除湿，从而达到治疗效果。中药烫熨治疗适用于各种软组织损伤、疼痛及各种关节炎的治疗，目前主要用于治疗风湿痹痛，以及各种原因引起的腰腿痛、肩背酸痛、肢体麻木、骨折愈后瘀滞、颈椎病，尤其对缓解急性腰椎间盘突出、急性腰扭伤的疗效显著。

一、基本操作方法

中药烫熨治疗的常用方法有"干""湿"两种。

1. 干热熨法

将食盐放锅内用小火炒至极热后，将其装入布袋，同时用中药粗粉混合，扎住口袋热敷患处，每次热敷 30 min，每日 1 ～ 3 次，直至痊愈。

2. 湿热熨法

根据病情选择适当的方剂，将中草药置于布袋内，放入锅中加热煮沸或蒸 20 min。把 2 块小毛巾或纱布趁热浸在药液内，轮流取出并拧至半干，用自己的手腕掌侧测试其温度是否适当（必须在不烫手时才能敷于患部），上面再盖以棉垫，以免热气散失，大约每 5 min 更换一次，总计 20 ～ 30 min。每日可敷 3 ～ 4 次。亦可将药袋从锅中取出，滤水片刻，然后将药袋放在治疗的部位上。

二、常见疾病的中药热熨敷治疗

（一）骨折后关节活动不利

骨折是骨科常见病，由于骨折的固定，造成部分关节的活动受限。采用本法，可舒筋活络、滑利关节、促进关节功能恢复。

1. 治则治法

舒筋活络，滑利关节。

2. 常用熨敷验方

（1）顽荆散方。

组成：顽荆 90 g、蔓荆子 60 g、白芷 60 g、细辛 60 g、防风 60 g、桂心 60 g、川芎 60 g、丁香皮 60 g、羌活 60 g。

制法：上药研末，和匀备用。

用法：每次取药末 90 g，采用干热熨法或湿热熨法均可。

（2）桂附散方。

组成：桂心 30 g、生附子 30 g、细辛 30 g、白芷 30 g、五加皮 60 g、桑叶 60 g、白矾 60 g。

制法：上药研末，和匀备用。

用法：每次取药末 90 g，采用干热熨法或湿热熨法均可。

（二）痹症（类风湿性关节炎）

类风湿性关节炎是以关节病变引起肢体严重畸形，关节滑膜炎及浆膜、心肺、皮肤、眼、血管等结缔组织广泛性炎症为主要表现的慢性全身性自身免疫性疾病。中医认为本病是由于风、寒、湿、热等邪气闭阻经络，影响气血运行，导致肢体筋骨、关节、肌肉等处发生疼痛。

1. 治则治法

温经散寒，祛邪通络。

2. 常用熨敷验方

（1）历节痛风熨方。

组成：炭灰 2500 g、蚯蚓粪 500 g、红花 20 g、醋适量。

用法：采用干热熨法或湿热熨法均可。

（2）熨烙当归散。

组成：防风 30 g、当归 30 g、藁本 30 g、独活 30 g、荆芥 30 g、顽荆叶 30 g。

用法：采用干热熨法或湿热熨法均可。

（三）胃癌及胃脘痛（慢性非萎缩性胃炎、萎缩性胃炎、功能性消化不良、胃下垂）

西医学的急性胃炎、慢性非萎缩性胃炎、慢性萎缩性胃炎、胃溃疡、功能性消化不良、胃下垂等病症属脾胃虚寒、肝气犯胃、瘀血停胃、饮食伤胃证型。

1. 治则治法

温胃散寒、化瘀通络、行气止痛。

2. 常用熨敷验方

组成：白芥子 10 g、莱菔子 10 g、菟丝子 10 g、橘核 10 g、荔枝核 10 g、紫苏子 10 g、山楂子 10 g、香附子 10 g、陈皮 10 g、佛手 10 g、肉豆蔻 10 g、吴茱萸 10 g、半夏 10 g、蒲黄 10 g、当归 10 g。

用法：将上述药物混合装入布包中用微波炉加热 1 min 左右后局部热熨胃脘部，每次 30 min，冷即微波炉加热再用。湿熨法也可以。

（四）颈肩腰腿痛等痹症

1. 治则治法

祛风除湿、散寒止痛、通经活络、补肾强骨。

2. 常用熨敷验方

（1）验方一。

组成：川乌 6 g、草乌 6 g、天南星 10 g、桂枝 15 g、麻黄 10 g、豨莶草30 g、半夏10 g、蜈蚣5 g、川断15 g、伸筋草12 g、透骨草15 g、肉桂10 g、威灵仙10 g、牛膝10 g、桃仁10 g、红花10 g、羌活10 g、独活10 g、乳香10 g、没药10 g、细辛6 g。

制法：上药研粗末，和匀备用。采用干热熨法或湿热熨法均可。

（2）验方二。

组成：威灵仙45 g、海桐皮45 g、透骨草45 g、乳香45 g、没药45 g、当归45 g、川芎45 g、川椒45 g、白芷45 g、续断45 g、红花45 g、防风45 g、甘草15 g。

制法：上药研粗末，和匀备用。采用干热熨法或湿热熨法均可。

三、禁忌证

（1）凡属实热症或阴虚发热者，不宜施灸。

（2）颜面部、大血管处、孕妇腹部及腰骶部不宜热敷。

四、注意事项

（1）凡属实热症或阴虚发热者，不宜热敷。

（2）颜面部、大血管处、孕妇腹部及腰骶部不宜热敷。

（3）采用中药包热敷时，注意防止烫伤皮肤。

（4）注意观察治疗后对药物的反应，如局部皮肤出现皮疹瘙痒，为药物过敏反应，应立即停止治疗。

（5）中药热敷后局部皮肤出现微红灼热，属于正常现象。如热敷后出现小水泡，无须处理，可自行吸收。如水泡较大，可用无菌注射器抽去泡内液体，覆盖消毒纱布，保持干燥，防止感染。

第六节　颈椎牵引

颈椎牵引技术与其他脊柱牵引技术一样，有着十分悠久的历史，特别是1929年Tylu率先应用了控制性颈椎牵引装置以减轻和制动损伤之后的颈椎，这种控制性轴向牵引方法被广大学者认为是现代脊柱牵引技术的基石。颈椎牵引技术也因此成为治疗颈椎疾患的一个重要康复手段。

一、颈椎牵引生理效应

就颈椎牵引而言，其生理效应及影响因素与其他脊柱节段牵引略有不同。

（一）颈椎椎间隙的增大

1.颈椎椎间隙的增大值

根据 Judrich（1952 年）的报道，其研究结果显示牵引重量 9.08 ～ 11.35 kg（20 ～ 25 lb）时颈椎的生理前凸开始变直；牵引重量 20.43 kg（45 lb）时椎间隙增大值达到最大，在这一力量下 C2 ～ C7 总的增大值为 3 ～ 14 mm，平均值为 5 mm。

2.椎间隙增大的最大部位

在颈椎牵引中椎间隙增大值最大的节段通常为 C6 ～ C7，其次为 C4 ～ C5。上颈段不如下颈段那样容易分离。椎间隙分离最大的部位在后部，且随着屈曲的角度增大而加大。

3.椎间隙增大效应发生的时间

这种机械性效应通常仅发生在牵引的最初几分钟，并不随着牵引时间的延长而进一步增大。即欲使椎体发生分离时，应用较大的条引重量和较短的时间就可获得。有研究证实 13.61 kg（30 lb）的牵引力作用 7 s 即可使颈椎椎体后部出现分离，并且在牵引停止后不久这种生理效应就基本消失。

4.间歇牵引与持续牵引的比较

间歇牵引所发生的分离效应是同样牵引重量持续牵引的 2 倍。

（二）调节颈椎椎间孔大小

这种生理效应往往是通过颈椎屈曲位获得的。Crue 发现，由于在颈椎从 10° 伸展位至 20° 的运动过程中，C5 ～ C6 椎间孔的垂直径可增加 1.5 mm，故在颈椎屈曲位用较小的牵引重量（2.27 ～ 3.78 kg，5 ～ 7 lb）就很容易获得缓解根性疼痛的效果。Band 利用 X 线斜位片的研究也发现了类似的效果。

（三）其他方面的生理效应

其他方面的生理效应包括缓解由于损伤、退变或椎间盘突出造成的神经根刺激或压迫性疼痛；解除肌肉痉挛，通过休息和制动消除炎症、缓解症状等。

在缓解疼痛方面，有观点认为，颈椎牵引可通过降低颈脊神经根处的机械压力而缓解疼痛，特别是有节律的间歇牵引，可改善血流、减少肌纤维粘连，刺激关节和肌肉感觉神经，通过闸门学说抑制疼痛的传递。

解除肌肉痉挛的机制，可能是通过对受累肌肉的牵伸性作用，打破了疼痛—痉挛—疼痛循环。这种作用可在最佳牵引重量时出现。因为较小的牵引重量不能有效地伸展性拉长肌肉或拉开椎间孔，应用过大的牵引重量则可导致机体的反射性保护，发生加重肌肉痉挛的肌肉收缩，结果很可能事与愿违。

（四）颈椎牵引生理效应的影响因素

脊柱牵引技术中影响其效果的因素有牵引体位、牵引重量、牵引时间、牵引频度等。临床应用的主要问题是决定这些因素的最佳组合。在颈椎牵引过程中，颈椎的位置、牵引重量、牵引时间和患者体位等因素十分重要。

1. 颈椎的位置

通常认为颈椎屈曲位时的牵引可以使椎间隙和椎间孔增大，后部软组织伸展。屈曲 24° 是保持牵引时颈椎生理曲度变直而不出现反弓的最大角度。一般不提倡后伸位颈椎牵引，因为这种情况不仅不会使椎间隙增大，而且还会使椎间关节面间隙增大而椎间隙减小，这极可能增加椎节不稳或椎基底动脉供血不足而使患者发生意外的危险性。屈曲位颈椎牵引不适用寰 – 枕关节和寰 – 枢关节，欲在这一水平获得椎间隙分离的最佳角度是使正常颈椎前凸保留的中立位或 0° 位。

在治疗小关节面功能障碍时，颈椎应处于屈曲位，以使受累的小关节囊处于最大的松弛状态。当颈椎开始向前屈曲时，C1 和 C2 的小关节面开始发生移动，进一步屈曲则依次发生 C2、C3 水平及 C3、C4 水平的小关节移动，即关节面水平越低，屈曲程度则越大。通常上颈段（C1～C2）为 0°～5°，中颈段（C2～C5）为 10°～20°，下颈段（C5～C7）

为 25° ～ 30° 。在这些位置，相应节段的小关节囊处于一个相对松弛位置，从而使关节面获得较好的分离。

针对椎间孔部位病理改变的牵引治疗，应将患者颈椎处于使椎间孔最大程度展开的位置，即屈曲，向非受累侧侧变并向受累侧旋转。这在徒手牵引或摆位牵引时较易获得。针对椎间盘功能障碍的牵引治疗最好使患者颈椎处于中立位，因为这一位置脊柱的韧带是松弛的，容易产生椎体间的分离作用。

2. 牵引重量

一般认为，在无摩擦力环境下的颈椎牵引时，近似于患者体重 7% ～ 10% 的牵引重量可使颈椎椎体分离。不可否认，颈椎牵引的重量受到来自多方面的影响，例如患者的体位，头颈部的重量、患者放松的程度、应用的牵引方法、牵引时摩擦力的大小和牵引装置等，这些都会直接或间接地改变实际牵引重量的大小。目前一致的观点是，在坐位牵引时，9.07 ～ 13.61 kg（20 ～ 30 lb）的牵引重量可基本达到颈椎椎间隙增大的作用，这也是牵拉头部的重量和抵抗肌肉张力产生阻力所需的最小牵引重量。针对寰 - 枕关节和寰 - 枢关节分离的牵引重量则应更小一些，一般认为在 4.54 kg（10 lb）左右比较合适。

3. 颈椎牵引的时间

具体应用上可从 7 s 到数小时不等。普遍认为颈椎牵引的机械效应发生在牵引的最初几分钟，故选择 25 min 左右的牵引时间较为适宜。此外，颈椎牵引时间与颈椎牵引重量之间存在着密切的关系，即牵引重量较大时则牵引时间略短些，反之，牵引时间稍长一些。若是针对颈椎椎间盘突出症的颈椎牵引，则牵引时间宜在 5 ～ 10 min。

4. 颈椎牵引时的患者体位

颈椎牵引过程中最常用的体位是坐位和仰卧位。其中仰卧位颈椎牵引优点较多，例如，可使 C4 ～ C7 椎间隙后部增宽更为明显，故更有益于增强疗效；该体位下颈部肌肉不需支持头部重量，故牵引重量不需克服头部重量，患者也容易处于舒适放松状态，肌肉的保护性紧张程度也小；稳定程度好，颈椎的曲度易于调节，容易使颈部处于适当的牵引列线；牵引的角度也易于调节。但是，在这一体位下颈椎牵引时摩擦力的问题则应加以考虑。坐位牵引虽然患者位置不易稳定，牵引角度变化也小，却有牵引无摩擦力的优点。

5. 需要特别注意的问题

如上所述，颈椎牵引的力量、时间、角度等可在很大程度上影响其生理效应。因此，在临床上要特别注意上述影响因素，并在考虑下列情况的基础上选择牵引重量、时间和角度：①病变情况（如椎间盘突出、骨关节炎、肌肉痉挛等）。②病变存在的节段。③治疗部分的重量和位置。④仰卧位牵引时，应考虑摩擦阻力的存在。其大小为牵引部位重量和表面摩擦系数的乘积。摩擦系数与皮肤、衣物和牵引床表面材料有关。⑤仰卧位牵引时，与牵引床相接触的面积。⑥牵引的形式（持续或间歇）。⑦患者的身体状况（健康状况、年龄和性别等）。⑧患者的耐受力。

二、常用颈椎牵引方法

（一）徒手牵引

颈椎的徒手牵引在临床上主要有两个方面的作用：一是治疗作用；二是判断是否可实施牵引，特别是作为机械牵引的尝试性手段。

1. 颈椎徒手牵引的基本操作

（1）患者体位：尽可能放松地仰卧于治疗床上。

（2）治疗师位置：立于治疗床头，用双手支持患者头部重量，双手放置以患者的舒适度为依据。几种放置方法包括：①将双手的手指放于患者枕部。②置一手于患者前额，另一手于患者枕部。③置双手示指于需牵拉的椎体水平以上棘突。这种手的放置，可提供以特殊的、仅作用于手指放置位置以下椎体阶段的牵引。

（3）首次应用徒手牵引时，应相应变化患者头部的位置，如屈曲、伸展、侧屈和旋转等，并在每一位置均用一轻轻的牵引力量徐徐牵拉，同时注意患者的反应以找到牵引时最佳的头部位置。

（4）在后续的治疗过程中，仍需调整牵引时头部的位置，即将头部放置于最有效地减轻或缓解症状的位置。

（5）治疗师采用静力收缩的方法用双臂施加牵引力量。此时，治疗师站立姿势应稳定，然后逐渐地、有控制地向后倚靠，以此牵引患者颈椎。

（6）若治疗师仅用手臂的力量来进行牵引，则很容易疲劳，因此可以借助于环形皮带，一端绕于治疗师的双手，一端绕于治疗师的髋部，皮带可增强治疗时手指的牵拉力量，通过环形皮带传递治疗师向后侧靠的力量帮助牵引，使徒手牵引变得相对容易些。

（7）牵引重力可以间歇地应用，即治疗师在使用平稳的、逐渐产生的牵引力量片刻后，以同样平稳、逐渐放松的方法撤除牵引力量，如此反复数次。

（8）牵引的频度和时间通常受到治疗师的手臂力量和耐力的限制。

（9）当作为实施牵引前的试验性手段时，若其缓解或减轻了患者症状，则可以给予进一步的治疗。反之，若试验加重了症状，则不能应用牵引治疗。

2. 优点

Cyriax 估计徒手牵引的力量最高可达 90.72 kg（200 lb），并认为在徒手牵引的同时合并采用一些被动运动以获得最佳治疗效果。颈椎徒手牵引的临床价值主要如下：牵引的角度和患者头部的位置可被治疗师随时加以控制；通过治疗师双手示指置于预定的患者颈椎棘突，可控制牵引的椎体水平；在患者颞颌关节处无压力，因此不会发生机械牵引时频繁发生的颞颌关节疼痛。

（二）机械牵引

这是临床上最常用的颈椎牵引方式，具体操作包括如下几个方面：

1. 治疗前的准备

（1）通过阅读操作手册熟悉牵引装置，了解牵引装置的性能、限制和有关参数的调节范围。

（2）确定患者的体重，指导患者除去耳机、眼镜等易影响牵引带放置的物品，并告诉患者哪些症状在牵引过程中是不应发生的，同时向患者演示发生这些症状时如何应用紧急制动开关，以便及时关机。

牵引的方法，可尝试性地在屈曲、伸展和旋转等各种姿势下发现减轻或缓解症状的最佳位置，并在初始治疗时使用这一姿势。在除去牵引重量后，对患者的症状和体征进行再评价。

（3）牵引模式选择的依据：在颈椎机械牵引中，持续牵引或间歇牵引的选择似乎没有什么特别的依据。临床上两种牵引模式的选择依据主要为：

①持续牵引适用于：重的颈臂痛且疼痛侧颈部侧屈、旋转运动受限者；急性颈椎小关节紊乱者；关节松动术无效的上颈段疾患者。

②间歇牵引适用于：具有显著改变的退行性颈部疾患，且颈部运动明显受限者；伴有老年骨质疏松的退行性颈部疾患者（用较柔和的间歇牵引）；有明确的神经根受损体征，但无刺激性疼痛者。

（三）家庭牵引

颈椎家庭牵引是治疗颈椎病等颈椎疾患的一个积极手段。实际应用中有操作简单、实用有效的特点，有些学者还对其装置的实用性和疗效进行了临床观察研究。有关研究表明，家庭充气式颈椎牵引装置易于使用、操作，并提供了和缓渐增的牵引重量及稳定的牵引过程。Swezey（1999 年）通过客观量化指标对家庭颈椎牵引效果进行了评定。结果表明，家庭牵引对轻、中度症状的患者有较好的改善，81% 的患者症状有所缓解。因此，只要选择良好的家庭牵引装置和较好的适合家庭牵引的程序，此项技术可被广大患者所接受。

在开展家庭颈椎牵引时，有如下几方面的问题需要解决：

1. 康复医师的指导

患者进行家庭牵引前及其过程中必须有康复医师的指导，康复医师指导的目的在于使患者了解和理解以下事项。

（1）采用的体位和颈部位置。若应用一悬挂于门框的牵引系统，则采用面向牵引重物、颈椎屈曲位的坐位牵引。若需要仰卧位牵引，则患者头部通常位于屈曲位，牵引带系于牵引系统，体重提供反作用力。

（2）尽量使患者放松和舒适，特别是颈部的放松和舒适。

（3）安全地应用牵引重量。

（4）一旦发生不适情况，应及时处理和及时就诊。

2. 简易家庭牵引装置的制备

（1）牵引带：一般用薄帆布或厚棉布制成。

（2）牵引弓：形状似衣架，中央连接牵引绳，两端有钩固定，可挂住牵引带。

（3）牵引绳：选用光滑、阻力小的蜡绳，长度约 2.5 m。

（4）滑轮及固定装置：可根据住房条件固定于门、窗或墙壁上。

（5）牵引重物：可用 1.5 ～ 2.0 kg 的重锤、沙袋、砖块及其他小重量物品。

3. 家庭牵引的注意事项

（1）牵引带应柔软、透气性好，枕颌连接带、悬吊带要调整为左、右等长，使枕部、下颌及左、右颌侧四处受力均等。

（2）挂于牵引钩的牵引带两端间距为头颅横径的 2 倍，以免两侧耳朵及颞部受压，影响头部血液循环。

（3）牵引绳要足够长（约 2.5 m），要结实。

（4）牵引架的固定要牢靠。

（5）牵引重物高度以距地面 20 ～ 60 cm 为宜，即患者站立后重物可落在地上。悬吊的绳索要在患者手能够触及的范围。

（6）注意牵引的角度，对于颈椎椎间盘突出或脱出，椎体后缘骨质增生的患者，可采用前屈位或中立位。

（7）牵引的力量可以从 3 ～ 5 kg 开始，逐渐增加到 8 ～ 10 kg，每次牵引的时间为 10 ～ 30 min，每日 1 ～ 3 次，每个疗程以 3 ～ 4 周为宜。在症状缓解或消失较快时，不应过早中止牵引，以减少复发，牵引的时间和力量可根据患者的具体情况和牵引效果而定，一般以牵引时无头晕、疼痛，症状减轻、无疲乏感觉为宜。

（8）牵引早期（3 ～ 7 日），可能会出现一些不适反应，如少数患者可有头晕、头胀或颈背部疲劳等症状。这时可暂不中断牵引治疗，再坚持数日，或改用较小的牵引重量、较短的牵引时间，以后逐渐增加牵引重量或延长牵引时间。若不适反应仍然存在，应请医生提出进一步治疗的意见。若牵引后症状反而加重，不能耐受牵引治疗，可能是牵引加重了对神经粗血管的刺激或压迫。遇到这种情况，应终止牵引。

（9）持续牵引用较小的重量（4.54 kg，10 lb）较为合适。间歇牵引则需要患者以一定的时间间隔从颈部卸除牵引重量。两种方法的选择以可提供更大程度的放松和症状缓解为原则。

（四）自我牵引

自我牵引方法是借助于双手向上的力量达到治疗目的的一种方法，可用于症状明显的患者临时缓解症状。

具体方法如下：患者取坐位或仰卧位，将双手十指交叉后放于枕部，尺侧端置于枕下和乳突，然后双手逐渐向头顶方向用力，给头部一提拉力量，持续 5～10 s，连续 3～4 次；或在用力的同时将头部置于屈曲、伸展、侧屈或旋转的位置。

但应注意，椎管狭窄尤其是伴有黄韧带肥厚者不宜采用，否则会加剧黄韧带向椎管内的突出而使症状加重。

（五）单侧牵引

对于颈椎单侧小关节障碍等疾患，从理论上讲在颈椎一侧给予一直接的牵引重量可能更为适宜。在单侧颈椎牵引时，需用一条皮带固定于患者胸部，否则，患者就会顺着偏向一侧的牵引重量造成颈椎及躯干偏斜，单侧牵引的效果也就随之消失。此外，也可将一侧牵引带的悬吊带缩短，造成两侧悬吊带的不对称，以此获得单侧牵引效果。

（六）摆位牵引

颈椎摆位牵引的摆放位置主要根据症状产生的机制不同而定。例如，当患者症状由一明确的节段引发，且局限或牵涉症状传导距离较短、症状左右对称时，将这一节段置于屈曲/伸展的中度活动范围牵引，即可能达到效果；若症状牵涉到较远的距离、放射至肢体，且症状为单侧时，摆位牵引除了屈曲、伸展位之外，可能还要附加一定程度的旋转和（或）侧屈。颈椎摆位牵引一般先用调整枕头数量的方法在屈曲、伸展位评定颈椎角度变化的效果。涉及急性神经根问题的颈椎摆位牵引方法要谨慎使用，因为此时对颈椎的位置摆放要求很高。临床上经常会遇到颈椎位置略微的一点变化都会发生极大的效果改变，甚至是成功或失败的差异。通常承重的体位容易加重神经根问题，因此，此时有必要在卧位的基础上选择摆位牵引。颈椎摆位牵引的具体方法如下：

1.患者位置

仰卧于治疗床上。

2.治疗师位置

治疗师立于治疗床头，用双手托起患者头部，确定大部分牵引重量所作用的椎间段，并明确该节段水平的棘突。

3. 程序

屈曲头部，直至感受到需牵引的节段水平棘突开始运动。先用折叠的毛巾在此屈曲水平支持头部；然后侧屈头部偏向需分离侧的对侧，直至感受到预定节段水平棘突的运动；最后略微旋转头部于分离侧，调节毛巾支持的角度，保持这一位置，以一低强度持续牵引的力量伸展关节突关节及其周围软组织。

4. 作用机制

牵引重量主要集中于特定的关节突关节，而被牵引的颈椎节段以上和对侧关节突关节活动较小或是没有被牵伸。

三、注意事项

不同的颈椎牵引注意事项略有不同，具体参见本节各种牵引中的相关内容。

四、不良反应及其预防

（一）牵引重量过大加重疼痛，并可能造成颈椎结构损伤

牵引重量过大不仅可以加重疼痛，而且还有可能造成颈椎结构的损伤。来自新鲜尸体的实验研究认为，54.43 kg（120 lb）的牵引重量可导致 C5、C6 水平的椎间盘破裂。此外，当牵引重量不适宜时，由于患者颈部肌肉抵抗和牵引时不能放松，颈椎小关节面会被压缩变窄。

因此，从较小的牵引重量和较短的牵引时间进行尝试性牵引是明智的。有人认为，对于普通体格的患者牵引治疗的渐增量为 1.36 kg（3 lb）/3 min，最大治疗量为 9.07 kg（20 lb）/20 min。

（二）枕颌牵引带可能诱发颞颌关节疼痛

应用枕颌牵引带时可能会诱发颞颌关节疼痛，特别是下颌带存在一较大力量作用于下颌骨时。这在头部屈曲时较为常见。

发生颞颌关节疼痛的原因是某些牵引带本身或应用时的不适，牵引重量通过下颌带传递至牙齿，颞颌关节成为负荷关节所致。特别是存在不正常的牙齿咬合，如后磨牙缺如时，更易造成这一不良反应。这不仅可使牵

引治疗中断，而且对老年患者而言，还有可能造成不可逆的关节损伤。有时牵引下颌部过度的压力可增加颞颌关节的关节囊内出血和血肿。欲避免颞颌关节疼痛，可采用纱布卷牙垫放于后牙之间，以缓解来自牵引带下颌带部分的压力；应用不需要下颌带的改良颈椎牵引带，如固定于患者前额的皮带；应用徒手牵引方法也可避免对下颌部的压力。对全口假牙患者，在做颈椎牵引时宜去除假牙并安置牙垫，以避免出现颞颌关节过度咬合而导致疼痛。

（三）存在其他疾患时，易加重其他疾患的症状

（1）伸展位颈椎牵引时可能会使伴有椎基底动脉系统疾病的老年患者产生头晕等不适的现象，因此，对于老年人应慎用这一位置的颈椎牵引。

（2）在对合并有腰椎解剖方面变异和（或）退行性改变的患者进行颈椎牵引时，颈椎牵引的力量有可能通过硬脊膜传递至腰椎导致腰椎根性疼痛，因此牵引的力量宜小。总之，在进行颈椎牵引时，应采用最小的牵引重量获得最大的治疗效果。这样可以降低由于牵引重量增大后造成的皮肤损伤、血管受压和疼痛加重等并发症，使更多的患者从牵引治疗中获益。因此，为了达到这一目的，必须遵循以下原则：

①牵引时用最小的可克服的表面摩擦力和取得分离效果的牵拉力量。牵引重量的大小直接与表面摩擦力和软组织的阻力成比例。牵引的表面阻力等于处于牵引节段的重量与表面摩擦系数的乘积。这在仰卧位颈椎牵引时尤为重要。

②确保牵引重量的方向与所需分离的方向一致。

③确保关节处于松弛状态，以使关节周围的韧带也是松弛的。

第七节 颈部康复训练

康复训练可以分为几类，分别是物理治疗、作业治疗和言语治疗。在颈椎病的康复中，运用最为广泛的是物理治疗学。故此我们只针对物理治疗学做介绍。

物理治疗学是研究如何通过各种类型的功能训练、手法治疗，并借助于电、光、声、磁、冷、热、水、力等物理因子来提高人体健康，预防和治疗疾病，恢复、改善或重建躯体功能的一种专门学科，是康复治疗的基本构成。

物理治疗可以分为两大类，一类是以功能训练和手法治疗为主要手段，又称为运动治疗或运动疗法；另一类是以各种物理因子（如电、光、声、磁、冷、热、水等）为主要手段，又称为理疗。以下将从运动疗法、理疗中针对颈椎疾病适用的方法来分类介绍。

一、关节松动技术

（一）技术概述

1. 定义

关节松动技术（joint mobilization）是现代康复治疗技术中的基本技能之一，是治疗师在患者关节活动允许范围内完成的一种手法操作技术，临床上用来治疗关节功能障碍，如疼痛、活动受限或僵硬等，具有针对性强、见效快、患者痛苦小、容易接受等特点。

2. 基本运动

关节松动技术常用关节的生理运动和附属运动作为手法操作的基本运动类型。

（1）生理运动（physiological movement）。

生理运动是指关节在生理范围内完成的活动，如关节的屈/伸、内收/外展、旋转等。生理运动可以由患者主动完成，也可以由治疗师被动完成，在关节松动技术操作中，生理运动就是一种被动运动。

（2）附属运动（accessory movement）。

附属运动是指关节在允许范围内完成的活动。附属运动是维持关节正常活动不可缺少的一种运动，一般不能通过关节的主动活动来完成，而需要由其他人或健侧肢体的帮助才能完成。例如，滑动、滚动、分离（包括垂直分离和水平分离）或牵引等，均属于附属运动中常用的手法。比如，一个人不能主动地使脊柱任何一个相邻的关节（如颈椎）发生分离，但他人可以通过类似于牵引的方式比较容易地完成上述活动；又如，一个人也不能主动地使掌指关节发生轴向分离，但借助于健侧手的帮助，可以很容易地完成掌指关节的轴向分离。这些活动都属于关节的附属运动。

（3）生理运动与附属运动的关系。

二者关系密切。当关节因疼痛、僵硬而限制了活动时，其关节的生理运动和附属运动都有可能受到影响。如果生理运动恢复后，关节仍有疼痛或僵硬，则可能是关节的附属运动尚未完全恢复正常。治疗时，通常在改善关节的生理运动之前，先改善关节的附属运动；而关节附属运动的改善，又可以促进关节生理运动的改善。

3. 治疗平面

治疗平面是指手法治疗中的一个假想平面，该平面平行于关节面，并垂直于关节的轴心。治疗时，凡属于分离或牵拉的手法，实施力的方向或是平行于治疗平面，或是垂直于治疗平面。凡属于滑动（gliding）的手法，实施力的方向一定平行于治疗平面，而滚动（rolling）的手法，实施力的方向沿着治疗平面变化。

4. 关节松动技术与我国传统医学手法的区别

关节松动技术在手法操作上有些类似于我国传统医学中的手法治疗（推拿术或按摩术），但在理论体系、手法操作中，二者有较大的区别。在我国的传统医学中，推拿又称按摩，二者所指相同，但在西方治疗技术中，推拿术与按摩术是两个完全不同的概念。

（1）西方按摩术（massage）。

西方按摩术是指作用于皮肤、皮下组织、肌肉、肌腱、韧带等软组织的一些手法操作，其手法比较简单，主要有揉法、推法、叩击法、振颤法。临床上常用来治疗软组织损伤，如烧伤后的皮肤瘢痕、肌腱移植或缝合术后的组织粘连和瘢痕等。

（2）西方推拿术（manipulation）。

西方推拿术是指作用于脊柱及四肢关节的一种快速、小范围的手法操作，多在关节活动的终末端，乘患者不注意而突然发力。一般分为快速推拿术和麻醉下推拿术两类。临床上主要用于治疗脊柱小关节紊乱、椎间盘突出、四肢关节脱位后的复位等。

关节松动技术在广义上可以归入西方推拿术的范畴，但在实施时其操作手法的速度比推拿术要慢。20多年来，国外关节松动技术发展很快，临床应用广泛，已经形成了独立的体系，与按摩术、推拿术一起共同构成了治疗骨科疾患的三大基本操作技术。由于澳大利亚的麦特兰德（Maitland）对这一技术的发展贡献很大，因此，也有人将其称为"麦特兰德手法"或"澳式手法"。

（二）手法等级

与传统医学中的手法治疗相比，关节松动技术的最大特点是对操作者施加的手法进行分级。这种分级具有一定的客观性，不仅可以用于记录治疗结果，也可以用于临床研究。

1. 分级标准

手法分级是以关节活动的可动范围为标准，根据手法操作时活动（松动）关节所产生的范围的大小，将关节松动技术分为4级。

（1）I级：治疗师在关节活动允许范围内的起始端，小范围、节律性地来回推动关节。

（2）II级：治疗师在关节活动允许范围内，大范围、节律性地来回推动关节，但不接触关节活动的起始端和终末端。

（3）III级：治疗师在关节活动允许范围内，大范围、节律性地来回推动关节，每次均接触到关节活动的终末端，并能感觉到关节周围软组织的紧张。

（4）IV级：治疗师在关节活动的终末端，小范围、节律性地来回推动关节，每次均接触到关节活动的终末端，并能感觉到关节周围软组织的紧张。

2. 手法等级选择

治疗时根据关节在附属运动或生理运动时是以疼痛为主还是以僵硬为主来选择手法的等级。一般而言，I级、II级手法适用于治疗因疼痛而引起的关节活动受限；III级手法适用于治疗关节疼痛并伴有关节僵硬；IV级手法适用于治疗关节因周围组织粘连、挛缩而引起的关节活动受限。手法分级范围随着关节可动范围的大小而变化，当关节活动范围减少时，分级范围相应减小，当治疗后关节活动范围改善时，分级范围也相应增大。

A ～ B为关节活动正常范围；A1 ～ B1为关节活动受限；A2 ～ B2为

治疗后关节活动改善。

（三）治疗作用

1. 缓解疼痛

当关节因肿胀或疼痛不能进行全范围活动时，关节松动可以通过活动关节促进关节液的流动，增加关节软骨和软骨盘无血管区的营养，从而缓解疼痛。同时可以防止因关节活动减少而引起的关节退变，这些是关节松动的力学作用。关节松动的神经学作用表现在关节松动可以抑制脊髓和脑干致痛物质的释放，提高痛阈。

2. 改善关节活动范围

动物实验及临床数据均发现，关节不活动可以引起组织纤维增生，关节内粘连，肌腱、韧带和关节囊挛缩。关节松动技术，特别是Ⅲ级、Ⅳ级手法，由于直接牵伸了关节周围的软组织，因此，可以保持或增加关节周围软组织的伸展性，改善关节的活动范围。

3. 增加本体反馈

本体感受器位于关节周围的韧带、肌腱和关节囊，关节松动由于直接活动了关节，牵伸了关节周围的韧带、肌腱和关节囊，因此，可以提高关节本体感受器的敏感度。本体的主要感觉信息是关节的静止位置和运动速度及其变化，关节运动的方向、肌肉张力及其变化。

（四）临床应用

1. 适应证

关节松动技术适用于任何由于力学因素（非神经性）引起的关节功能障碍，包括关节疼痛、肌肉紧张、可逆性关节活动降低、进行性关节活动受限、功能性关节制动等。对进行性关节活动受限和功能性关节制动，关节松动技术的主要作用是维持现有的活动范围，延缓病情发展，预防因不活动引起的其他不良影响。

2. 禁忌证

关节松动技术的禁忌证为关节活动已经过度、外伤或疾病引起的关节肿胀（渗出增加）、关节的炎症、恶性疾病及未愈合的骨折。

（五）操作程序

1. 患者体位

治疗时，患者应处于一种舒适、放松、无疼痛的体位，通常为卧位或坐位，尽量暴露所治疗的关节并使其放松，以达到关节最大范围的被松动。

2. 治疗师位置及操作手法

治疗时，治疗师应靠近所治疗的关节，一手固定关节的一端，另一手松动另一端。本节中除特别说明外，凡是靠近患者身体的手称内侧手；远离患者身体的手称外侧手；靠近患者头部一侧的手为上方手；靠近患者足部一侧的手为下方手。其他位置术语与标准解剖位相同，即靠近腹部为前，靠近背部为后，靠近头部为上，靠近足部为下。

3. 治疗前评估

进行手法操作前，对拟治疗的关节先进行评估，分清具体的关节，找出存在的问题（疼痛、僵硬）及其程度。根据问题的主次，选择有针对性的手法。当疼痛和僵硬同时存在时，一般先用小级别手法（Ⅰ级、Ⅱ级）缓解疼痛后，再用大级别手法（Ⅲ级、Ⅳ级）改善活动。治疗中要不断询问患者的感觉，根据患者的反馈来调节手法强度。

4. 手法应用技巧

掌握以下操作技巧有助于提高临床治疗效果。

（1）手法操作的运动方向。

操作时手法运用的方向主要是根据关节的解剖结构和治疗目的（如缓解疼痛或改善关节活动范围），可以平行于治疗平面，也可以垂直于治疗平面。

（2）手法操作的幅度。

治疗疼痛时，手法应达到痛点，但不超过痛点；治疗僵硬时，手法应超过僵硬点。操作中，手法要平稳，有节奏。不同的松动速度产生的效果不同，小范围、快速度（如Ⅰ级手法）可抑制疼痛；大范围、慢速度（如Ⅲ级手法）可缓解紧张或挛缩。

（3）手法操作的强度。

不同部位的关节，手法操作的强度不同。手法的强度要大于活动范围小的关节，如手腕部关节和颈椎关节。

（4）治疗时间。

每次治疗时一种手法可以重复 3～4 次，治疗的总时间在 15～20 min。根据患者对治疗的反应，可以每天或隔天治疗 1 次。

（5）治疗反应。

治疗后一般症状有不同程度的缓解，如有轻微的疼痛多为正常的治疗反应，通常在 4～6 h 后消失。如第 2 天仍未消失或较前加重，提示手法强度太大，应调整强度或暂停治疗 1 天。如果经 3～5 次的正规治疗，症状仍无缓解或反而加重，应当重新评估，调整治疗方案。需要指出的是关节松动技术不能改变疾病的病理过程，如类风湿性关节炎和损伤后的炎症反应。在这些情况下，关节松动技术的主要作用是缓解疼痛，维持现有关节的活动范围及减少因力学因素引起的活动受限。

二、脊拉关节松动技术

手法操作要领如下：

1. 分离牵引

作用：一般松动，缓解疼痛。

患者体位：去枕仰卧位，头部伸出治疗床外，枕在治疗师的手掌上，颈部中立位。

治疗师位置及操作手法：面向患者头部坐或站立，一手托住患者头后部，一手放在下颌处，双手将头部沿长轴纵向牵拉，持续约 15 s，然后放松还原。重复 3 次。颈椎上段病变在颈部中立位牵引，中下段病变在头前屈 10°～15° 体位牵引。

注意：治疗师每次施加的牵拉力量逐渐增加，依次为全力的 1/3、2/3、3/3。

2. 旋转摆动

作用：增加颈椎旋转的活动范围。

患者体位：同分离牵引。

治疗师位置及操作手法：治疗师位置同分离牵引。向左旋转时，治疗师右手放在患者枕部托住其头部，左手放在其下颌，双手同时使头部向左缓慢转动。向右旋转时手法操作相反。

3. 侧屈摆动

作用：增加颈椎侧屈的活动范围。

患者体位：同上。

治疗师位置及操作手法：治疗师位置同上。向右侧屈时，治疗师的右手放在患者的枕后部，示指和中指放在患者颈椎左侧拟发生侧屈运动的相邻椎体横突上，左手托住患者下颌。操作时治疗师上身稍微向左转动，使颈椎向右侧屈。向左侧屈时手法操作相反。

4. 后伸摆动

作用：增加颈椎屈、伸的活动范围。

患者体位：同上。

治疗师位置及操作手法：坐位，大腿支撑患者头后部，双手放在颈部两侧向上提，使颈椎被动后伸。

5. 垂直按压棘突

作用：增加颈椎屈、伸的活动范围。

患者体位：去枕俯卧位，双手五指交叉，掌心向上放在前额处，下颌稍内收。

治疗师位置及操作手法：治疗师位置同上，双手拇指指尖相对放在同一椎体的棘突上，将棘突向腹侧垂直推动。C2 和 C7 的棘突在体表比较容易摸到，操作时可以 C2 或 C7 的棘突为标准，依次向下（从 C2 开始）或向上（从 C7 开始）移动。

6. 垂直按压横突

作用：增加颈椎旋转的活动范围。

患者体位：同上。

治疗师位置及操作手法：治疗师位置同上。双手拇指放在同一椎体的一侧横突上，拇指指背相接触，将横突垂直向腹侧推动。可以双手拇指同时推动，或内侧手拇指固定，外侧手推动。如果局部疼痛明显，外侧手的拇指可以靠近横突尖；如果关节僵硬明显，外侧手的拇指可以靠近横突根部。

7. 垂直松动椎间关节

作用：增加颈椎侧屈和旋转的活动范围。

患者体位：同上，但头部向患侧转动约 30°。

治疗师位置及操作手法：治疗师位置同上，双手拇指放在横突与棘突之间，向腹侧推动。如果在此体位上一时不能摸准，可先让患者头部处于中立位，治疗师一手拇指放在棘突上，另一手拇指放在同一椎体的横突上，然后让患者头向患侧转动约 30°，治疗师双手拇指同时向中间靠拢，此处即相当于椎间关节处。如果症状偏向棘突，可以外侧手固定，内侧手稍偏向棘突用力；如果症状偏向横突，可以内侧手固定，外侧手稍偏向横突用力。

三、肌力训练技术

肌力是肌肉在收缩或紧张时所表现出来的能力，是肌肉发挥其生理功能的形式。肌肉主要通过肌力对外界做功。肌力减退是临床上最常见的症状之一，常会引起人体各项日常活动的障碍，如坐、站、步行障碍等。肌力训练是增强肌力的主要方法，肌力训练的具体技术和方法有多种，如神经传递冲动训练、助力训练及抗阻训练等。

（一）肌肉生理学概念

与肌力训练相关的基本概念较多，现总结如下：

（1）肌力（muscle strength）指肌肉收缩时所能产生的最大力量，又称绝对肌力。

（2）肌肉耐力（muscle endurance）指肌肉持续地维持一定强度的等长收缩，或做多次一定强度的等张（速）收缩的能力。其大小可以用从肌肉开始收缩到出现疲劳时已收缩了的总次数或所经历的时间来衡量。影响耐力的因素有肌纤维的类型、肌红蛋白的储备、酶的作用及肌力的大小等。耐力与所进行的运动强度也有一定的关系，即运动强度越大，肌肉耐力就越小。

（3）肌肉长度 – 张力关系（muscle length–tension relation）指肌肉收缩前的初长度与肌肉收缩所产生肌力大小之间的相互关系。只有适宜的初长度，才能使肌肉产生最大收缩力。若肌肉收缩时，初长度已处于缩短状态或过分拉长状态，其收缩力下降。

（4）向心性收缩（concentric contraction）指在肌力训练中，使肌肉产生向心性收缩的一种训练方式。当肌肉收缩时，肌肉的起点与止点之间距离缩短，称为向心性收缩，其运动学功能是产生加速运动，如屈曲肘关节时的肱二头肌收缩，伸膝时的股四头肌收缩。

（5）离心性收缩（eccentric contraction）指在肌力训练时，肌肉起止点之间的距离被动地延长，肌肉同时产生较大张力的一种训练方式。

（二）肌力训练

肌力训练主要有以下内容：

（1）助力训练。

（2）主动训练。

（3）抗阻训练。

（4）悬吊训练。

（5）等长训练。

（6）等张训练。

（7）等速训练。

（三）颈部肌肉解剖

头、颈和躯干肌群主要包括颈前肌群、颈后肌群、躯干前屈肌群、躯干后伸肌群。

1. 颈前肌群

（1）头长肌和颈长肌。

头长肌起自于第 3 ～ 6 颈椎横突，肌纤维向内上止于枕骨基底部，由第 1 ～ 3 颈神经支配；两侧头长肌同时收缩可使头和上颈椎前屈，单侧收缩产生颈的侧屈和旋转。颈长肌覆盖于寰椎前弓到第 3 胸椎椎骨的前外侧面，主要作用为前屈颈部。

（2）前、中、后斜角肌。

斜角肌起自第 3 ～ 6 颈椎横突前结节，位于头长肌和颈长肌斜部止点下方，其纤维向下而微外，止于第 1 肋骨前部上面或第 2 肋骨前部；由第 3 ～ 8 颈神经支配。主要作用为前屈、侧屈颈部。

（3）胸锁乳突肌。

以两头分别起于胸骨柄和锁骨的胸骨端，止于乳突和枕骨上项线的外侧部；受副神经和第 2、第 3 颈神经前支的分支支配。一侧胸锁乳突肌收缩时，可使头倾向同侧、面部转向对侧；两侧同时收缩时，可使头后仰，并可屈颈。

2. 颈后肌群

（1）枕下小肌群。

枕下小肌群包括头后大、小直肌和头上、下斜肌。头后大直肌起自枢椎棘突，头后小直肌起自寰椎后结节，向上止于枕骨下项线；头后小直肌的外侧部为头后大直肌所覆盖；头上斜肌起自寰椎横突，止于枕骨下项线外侧部；头下斜肌连于枢椎棘突和寰椎横突之间。

（2）横突棘肌。

横突棘肌连接于横突和棘突之间，包括回旋肌、多裂肌和半棘肌。回旋肌最深，它附着于横突和上位椎骨棘突的基底部；多裂肌起于横突，肌纤维斜向内上跨过 2 ~ 5 个椎体，向上止于上 2 ~ 5 位椎骨的棘突；半棘肌起于上 6 位胸椎横突，向上止于枕骨下项线上方和颈椎的棘突。

（3）斜方肌。

斜方肌起于枕骨上项线、枕外隆凸、项韧带、第 7 颈椎和全部胸椎的棘突和棘上韧带，止于锁骨、肩峰和肩胛冈。此肌牵引肩胛骨接近脊柱，如肩胛骨固定，一侧肌收缩使颈侧屈，双侧肌收缩使头后仰。

（4）颈部竖脊肌。

竖脊肌为许多椎后肌的总称，这些肌肉从骶骨到枕骨依次相续。这些肌肉从外侧到内侧分别称为髂肋肌、最长肌和棘肌。根据其所附着的范围分别在这些肌肉名称前冠以头、颈、胸、腰等，如头最长肌、颈髂肋肌，它们受脊神经后支支配。颈竖脊肌主要包括颈髂肋肌、头最长肌、头夹肌、颈夹肌。颈髂肋肌起自第 3 ~ 6 肋骨的肋角处，止于第 4 ~ 6 颈椎的横突。头最长肌附于第 5 胸椎的横突和第 2 ~ 6 颈椎横突和颞骨的乳突。头夹肌、颈夹肌起于项韧带的下部和上 3 位胸椎的棘突；头夹肌向外止于乳突和枕骨上项线，颈夹肌则止于上位颈椎的横突。这些肌肉由第 1 ~ 4 胸神经的后支支配。两侧的颈竖脊肌收缩可使寰枕关节和颈椎后伸，一侧收缩则产生颈椎侧屈。

头、颈和躯干肌在中线两侧成对排列，当两侧肌肉收缩时产生矢状面的前屈和后伸运动。当一侧肌肉收缩时，则在额状面或水平面上产生侧屈或旋转运动。前屈头、颈和躯干的肌肉有枕下肌、头长肌、颈长肌、斜角肌、胸锁乳突肌、腹直肌、腹内斜肌、腹外斜肌和腰大肌。使头、颈和躯干伸直的肌肉有枕下肌、横突棘肌和竖脊肌。

人体的脊柱就像一根直立的竹竿，脊柱前、后、左、右肌肉就像固定于竹竿的绳索，当竹竿保持直立位时，两侧绳索用以维持竹竿直立平衡的力最小。为减少每根绳索所受的力，可以通过增加竹竿两侧的绳索数目来达到，这种机制也见于人体维持脊柱平衡，如人体有很多块肌肉参与前屈、后伸脊柱，而并非只有前、后各一块。如果这些肌群中有一块肌肉麻痹，患者将调整姿势使身体的重心向着瘫痪肌肉原先用力方向移动，来代偿瘫痪肌肉维持身体的平衡，这样势必会导致瘫痪肌肉的对侧肌肉收缩增加。如腹肌麻痹时，人在坐位或站位时躯干均会向前屈曲前倾，这时竖脊肌会增加收缩来平衡由于重心前移而带来的力矩。若患者向后倾斜使头臂和躯干的重心落在脊柱轴的后方，此时平衡就很难控制，人就会跌倒。

（四）肌群肌力训练方法

1.增强颈前屈肌群肌力

（1）肌力1～3级。

患者体位：侧卧位，头下垫枕使头部保持水平，肩部放松。

治疗师位置：立于患者一侧，一手托住患者头部，一手固定患者肩部。

方法：患者注意力集中，努力做全范围的颈前屈动作。1级肌力时，治疗师给予助力帮助颈前屈动作；2～3级肌力时，只固定肩部，托起胸部，不予颈前屈动作助力。

（2）肌力4～5级。

患者体位：仰卧位，头下垫枕使头部保持水平，肩部放松。

治疗师位置：立于患者一侧，一手固定患者肩部，一手置于患者头前额部向下施加阻力。

方法：抗阻力做全关节范围的颈前屈动作。

2.增强颈后伸肌群肌力

肌力：1～3级。

患者体位：侧卧位，头下垫枕使头部保持水平，肩部放松。

治疗师位置：立于患者一侧，一手托住患者头部，一手固定患者肩部。

方法：患者注意力集中，努力做全范围的颈后伸动作。1 级肌力时，治疗师给予助力帮助颈后伸动作；2 ～ 3 级肌力时，只固定患者肩部，托起头部，不予颈后伸动作助力。

参考文献

［1］ 石学敏.针灸治疗学［M］.上海：上海科技出版社，2009.

［2］ 吴海标，潘小霞，韦立富.朱琏针灸手法图解［M］.南宁：广西科学技术出版社，2020.

［3］ 朱琏.新针灸学［M］.南宁：广西科学技术出版社，2008.

［4］ 符仲华.浮针医学纲要［M］.北京：人民卫生出版社，2016.

第七章　项痹病临床常见病种的诊治

第一节　颈肌筋膜炎

颈肌筋膜炎，现代医学称为颈肌筋膜纤维织炎，又称"落枕"，多数人是由睡眠姿势不当，枕头过高或过低，头部滑于枕下，使颈部斜向一侧而得名。也有部分人因睡眠时或受风寒，造成局部经络不通、气血运行不畅而引起，故又有"落枕风"之称。它是由于颈项部某些肌肉（以斜方肌、胸锁乳突肌、肩胛提肌为主）痉挛、肌张力骤然增高，造成颈项部疼痛、活动受限制的一种疾患。轻者 1～2 日可自愈，重者疼痛较重并可向头部及上肢放射，可延至数周不愈，严重妨碍正常的生活和工作。该病成人多见，好发于冬、春季节，多为单纯的肌肉痉挛。成年人若经常发作，常为颈椎病的前驱症状。在临床上，该病较为常见，以晨起或颈部猛然地转动后而出现，可发生于任何年龄，采用针灸、推拿治疗极其有效。

一、病因病机

该病主要是因为体质虚弱，劳累过度，睡眠时枕头过高或过硬，或睡时姿势欠妥，头颈过度偏转，使颈项肌肉受到长时间牵拉而处于过度伸展状态，发生静力性损伤，引起肌肉痉挛、疼痛。长期伏案工作，肌肉缺乏锻炼，或肩扛重物，使颈项部肌肉慢性受损，肌力失衡，或突然变换体位，均可使颈部肌肉纤维撕裂、颈椎小关节紊乱而导致发病。

此外，严冬受寒、盛夏贪凉等所致的颈背部遭受风寒湿邪侵袭也是常见病因。风寒湿邪侵袭可致颈项部经络痹阻，气血循行障碍，筋肉失养而致筋硬、筋强，造成拘挛疼痛，功能障碍。

二、临床表现

颈肌筋膜炎主要表现为颈项部肌肉痉挛，功能障碍。多于晨起出现颈部疼痛，活动不利，疼痛可放射至肩部、上背部，头部常向患侧歪斜，呈斜颈外观，触之肌肉僵硬，可有条索感、块状感，压之疼痛，斜方肌及大小菱形肌部位亦常有压痛。发病时，胸锁乳突肌压痛点在肌肉走行区；斜方肌颈部压痛点在胸锁乳突肌起点深处及第一肋水平处最为明显，斜方肌疼痛可牵扯到枕骨和全部胸椎棘突；肩胛提肌的压痛点常在肩胛骨内上角处，并向枕部、颞部及上肢放射。颈椎后关节紊乱、错缝者，可触及棘突歪向患侧或另一侧有饱满感，其项韧带钝厚，有明显压痛，并可向前、向下沿臂放射。X线片可见颈曲多有明显变直或反曲。

三、诊断

（1）睡眠醒后颈部酸胀疼痛，肌肉痉挛，活动不利。

（2）局部有压痛，触之如条索状或块状。疼痛可向肩背部放射，斜方肌、大小菱形肌等处亦有压痛。

（3）起病快，病程多短，易复发，可伴有恶风、微发热、头痛等表征。

四、针灸治疗

针灸治疗颈肌筋膜炎的方法较多，如针刺、指针、电针、耳穴压丸等。

（一）针刺

1.循经施治（多选用少阳、太阳经穴）

主穴：悬钟、养老、后溪。

配穴：内关、外关、中渚、阳陵泉。

治法：以主穴为主，每次仅取一穴，效果欠佳时，加用或改用配穴。悬钟穴，直刺入 1.5～1.8 寸深，用强或中等刺激，得气后留针 15～20 min；养老穴，针尖向上斜刺 1.5 寸，使针感传至肩部；后溪穴，直刺入 0.5～0.8 寸，得气后捻转运针 1～3 min，亦可加电针刺激，频率 40～50 次 / 分，连续波。配穴，用常规针法，深刺，务求得气感强烈。在上述任一穴位针刺时，均须要求患者主动活动颈部，范围由小渐大。留针均为 15 min，每日 1 次。

或者采用主穴：大椎。

配穴：肩井。

治法：令患者端坐于椅上，头向前倾。取准穴后，针尖偏向患侧进针深 0.5～1.0 寸，使针感向患侧颈、肩部传导，得气后，操作者用一手按患侧肩井穴，让患者做最大限度左右活动颈部，同时，另一手捻针3～4 min。如效果不显著，取艾条长约 5 cm，插于针柄上点燃，至灸完后起针，穴区加拔罐 10～15 min。每日 1 次。

2.朱琏针灸（抑制法二型）

取穴原则：局部取穴（颈肩部），远部取穴（肘关节以下部位）。

取穴：肩井、肩中俞、肩外俞、曲池、手三里、新义（在桡骨粗隆与尺骨粗隆之间，肘横纹下两寸，同手三里穴平高）、外关、养老、后溪、合谷。

操作：每次局部穴位 1 个加上远部穴位 1 个。用 1.5 寸毫针直刺，用缓慢捻进法进针，先缓慢捻转，指实指虚交替捻针，捻转频率较快（60～120 次 / 分），捻转角度（约 180° / 次），捻捻留留，持续捻针 30 s 以上，捻针可配合捣法。运针至患者有胀、酸感或短时麻、触电样感觉，要求针感逐步增强，并向周围扩散或放射至肢体远端，但要以患者耐受为度，即持续的舒适感。留针 15～20 min，其间行针 1 次，轻捻提出法取针。温和灸颈肩部穴位 10～15 min。

（二）指针

主穴：外关、内关、阿是。

配穴：风池、肩井、肩贞、养老、天柱、风府、大椎、理想。

理想穴位置：风池穴至肩井穴的中点。

治法：主穴为主，效果不佳时加配穴。先轻拍或指按疼痛处（即阿是穴）1 min。术者以拇指掐压患者内关穴，中指或示指抵于外关穴，每次2～3 min，用力由轻而重，使压力从内关透达外关，患者可有酸、麻、胀、热感，或有此类得气感上传的感觉。掐压过程中，宜嘱患者左右旋转颈部。配穴，单手拿风池穴 20 次，双手拿肩井穴 20 次，余穴可采用指压法，或上、下、左、右推按，每穴 1～2 min。上述方法每日 1 次，3 次为 1 疗程。

（三）电针

主穴：分 2 组。第一组为养老、新设、外关、肩中俞；第二组为风池、肩井、大椎旁 1 寸、肩外俞。

操作：上穴均取。应用直流感应电疗机，取直径为 3 cm 的圆形手柄电极操作。其中,阳极取第1组穴,阴极取第2组穴。通电前先轻揉穴位片刻,再通以感应电,电量逐渐增大至2～10 V,以患者能耐受为限,每次通电3～5 s。当看到患侧肌肉收缩,即改为直流电治疗,为20～40 mA,给予疏密波,每次亦通电3～5 s,治疗后令患者做颈部活动。全部治疗时间5～10 min。每日1次,3次为1疗程。

(四)皮肤针法

主穴:阿是。

操作:用皮肤针叩打后颈部、肩部,并在颈部患侧压痛处及小范围的区域重点叩打,疼痛较剧者可在压痛处重叩出血。叩打时嘱患者头向患侧转动数次或做背屈仰天及前屈低头动作数次。

(五)刺络拔罐法

主穴:阿是。

配穴:风池、肩井、手三里。

操作:患者正坐,医者先用掌根在患处压痛明显处用力揉按片刻,然后用碘酒消毒,左手绷紧皮肤,右手持三棱针快速点刺3～5针使之出血,以2～5 mL为宜,用干棉球擦净血迹后,取火罐吸附于其上,留罐15 min。留罐期间同法点刺风池、肩井、手三里。起罐后在施罐部位施以温和灸。

(六)灸法

1.方法一

主穴:风池、天柱、大椎、肩中俞、大杼、阿是。

操作:每次取3～4个穴位,用艾条于所选穴位施灸,每穴每次灸15～30 min,每日1～2次,3次为1个疗程。

2.方法二

主穴:阿是。

操作:取蓖麻叶适量,将其捣烂如泥膏状,敷贴于颈部阿是穴,上覆油纸固定。每日1次,3次为1疗程。

(七)浮针治疗

治疗前需要先检查颈部可疑患肌,如胸锁乳突肌、斜方肌、颈夹肌、肩胛提肌、斜角肌、竖脊肌等，除了颈项部患肌外，也可能在上肢远部肱桡肌发现患肌，局部触摸可见紧张、痉挛或条索样，是肌肉功能运动代偿所致，又叫第二现场，也常作为进针点。确定患肌，选取进针点，选用一次性浮针，用进针器与皮肤成 15° ～ 30° 进行无痛进针，轻轻地把针推进皮下，将针尖退至套管内，即可持针在局部做扇形的扫散运动，配合头颈部或上肢的再灌注运动，可以用被动再灌注运动，头部或上肢做相关肌肉的对抗运动。治疗时间为 5 ～ 10 min，治疗结束即可评估疗效。

第二节　颈椎病

颈椎病又称颈椎综合征，是颈椎骨关节炎、增生性颈椎炎、颈神经根综合征、颈椎间盘脱出症的总称，是一种以退行性病理改变为基础的疾患。主要是颈椎长期劳损、骨质增生，或椎间盘脱出、韧带增厚，致使颈椎脊髓、神经根或椎动脉受压，出现一系列功能障碍的临床综合征。表现为椎节失稳、松动，髓核突出或脱出，骨刺形成，韧带肥厚，继发的椎管狭窄等，刺激或压迫了邻近的神经根、脊髓、椎动脉及颈部交感神经等组织，引起一系列症状和体征。

中医传统医学中并无颈椎病一名，但根据该病的病因病机和临床表现，分别属于中医的"颈项强痛""眩晕""痉证"及"痿证"等范畴。

一、病因病机

（一）中医

中医对颈椎病病因、病机的认识在概论部分已有了较深入的阐述，这里简单地归纳而言。颈椎病的发生、发展与体质的盛衰及生活环境、劳损、外伤等有密切的关系。

1. 体质虚弱

由于患者素体虚弱，气血不足，腠理空疏，易为外邪所侵。既病之后，正不能驱邪外出，以致风、寒、湿、热之邪得以逐渐深入，流连于颈项筋骨血脉。尤其是人至中年，营卫气血渐弱，肝肾渐衰，筋骨懈惰，血脉壅滞，最易出现颈椎病。

2. 外邪入侵

即便是体质良好者，如果长期感受寒湿，风、寒、湿之邪杂至，日久亦可积而成疾。而体质虚弱或过劳之时，外邪更易入侵而为病。

3. 外伤及劳损

颈部外伤必然导致局部经脉气血的瘀滞不通。慢性劳损则是指经久的积累性损伤，如颈部长时间在某些强迫或被动体位之下，会导致气血失和，经脉不通。日久血瘀痰聚，累及肝肾督脉，则病根深入，缠绵难愈。

（二）西医

1. 颈椎的退行性变

颈椎间盘的纤维环在 20 岁前就开始退化，髓核亦于 25 岁左右出现退变，稍后椎体的软骨亦出现退变，并逐渐失去其半透明膜的作用，从而加快了髓核和纤维环的变性和老化。颈椎间盘的退变可继发颈椎失稳，长久下去，椎体边缘便出现骨质增生，骨刺形成，韧带肥厚，从而继发椎间隙狭窄、椎间孔狭窄、椎管狭窄等。

2. 慢性劳损

慢性劳损是指超过生理活动的最大限度或局部所能耐受时值的各种超限度活动，这是颈椎退变最关键的病因。常见的慢性劳损如下：

（1）不良体位。

如枕头过高，平卧位或俯卧位屈颈看书，均可造成椎旁肌肉、韧带及关节的失衡和劳损。长期下去必将累及椎间盘及其周围组织，并累及椎管内脊髓与神经根。

（2）工作姿势不良。

诸如从事打字员、会计、计算机操作员、办公室文书、长期伏案工作等职业者，长期低头和耸肩工作。日常生活中桌椅高度不合适亦易致肩颈劳损。

（3）不适当的体育活动和外伤。

如用头部撞球、头顶地面翻跟斗、跳水时姿势不当、颈部前屈或后伸受伤、急刹车时头部的前俯后仰损伤等，均可造成颈椎韧带和椎节的损伤。

综上所述，颈椎病的病因主要是椎间盘退变所致，这种退变的快慢与程度又因人而异，同时与外伤、不良生活习惯和不良姿势有密切关系。

二、临床表现

颈椎病的临床表现较为复杂，症状呈多元化，通常按临床表现将其分为下列类型：

（一）颈型颈椎病

1. 症状

（1）年龄。

以青壮年为多，个别也可以在 45 岁后发病，多为伏案工作者。

（2）表现。

常在早晨起床时发生，多以颈项部酸、痛、胀及不适感为主，约半数患者颈部活动受限或被迫体位，少数病例上肢可有短暂的异常感觉。

2. 体征

患节棘突间及两侧可有压痛，但多较轻；颈部自然伸直，生理曲度减弱或消失，呈现"军人立正"体征。

3. 影像学检查

X 线片显示颈椎生理曲度变直或消失，动力性侧位片上可显示椎间隙松动及轻度的梯形变。

（二）神经根型颈椎病

1. 症状

（1）年龄。

多在 30 岁以上发病，起病缓慢，病程长，反复发作。

（2）根性神经痛。

其麻木和疼痛范围与受累椎节的脊神经分布区域相一致。此种疼痛可为持续性隐痛或酸痛，亦可为阵发性剧痛。下颈椎病变可向前臂放射，手指呈神经根性分布的麻木及疼痛。与根性神经痛相伴随的是该神经分布区的其他感觉障碍，其中以麻木、过敏、感觉减弱等为多见。有时患肢及手握力减弱，手中握物有突然失落现象。多为单侧，也可以为双侧。有些病例伴有头痛、头晕、视物模糊、耳鸣等。

（3）根性肌力障碍。

以前根先受压最为明显，早期肌张力增高，但很快就减弱并出现肌萎缩征。其受累范围也仅局限于该神经所支配的范围，在手部以大、小鱼际肌及骨间肌为明显。

（4）颈部症状：多伴有明显的颈部发僵、疼痛、压痛、活动受限，当颈部活动或腹压增加时，则症状加重。此外，颈椎挤压试验阳性，尤以急性期明显。

2.体征

（1）颈部有不同程度的畸形、僵硬、肌紧张、活动受限，以颈部后伸和向病侧弯曲受限明显。

（2）病变椎间盘相应棘突都可有压痛点，压痛可向远端部位放射。

（3）神经受压的节段早期疼痛过敏，受压加重或时间长，则相应部位感觉减退。

（4）轻者所支配的肌肉力量减弱，重者肌肉萎缩。

（5）受累神经根所参与的反射弧出现异常，早期呈现活跃，而中、后期则减退或消失。

3.特殊试验

凡是增加脊神经根张力的牵拉性试验的患者大多为阳性。

（1）臂丛神经牵拉试验阳性，但在诊断上应注意，臂丛损伤及前斜角肌综合征患者亦可呈现阳性结果。

（2）肩部下压试验阳性。

（3）椎间孔压缩试验阳性，这是叩击使椎间孔瞬间受压而变小，加重对神经根的压迫和刺激所致。

（4）颈椎挤压试验阳性，若患者头部处于中立或后伸位时出现加压试验阳性者，则称为 Jackson 压头试验阳性。

4.影像学检查

（1）X 线平片。

若为颈椎间盘突出者，X 线平片中一般无明显变化；若为颈椎间盘脱出者，颈椎 X 线平片可显示生理曲度消失，椎间隙狭窄及梯形变；若为椎体侧后方骨刺所致者，则 X 线平片显示椎体后缘有骨赘形成；若为钩椎关节骨刺所致者，则 X 线片在正位上显示钩椎增生明显，斜位片除骨质增生外，椎间孔矢径与上、下径均减少，其部位与临床表现相一致。

（2）CT 及 MRI 检查。

若为颈椎间盘突出者，MRI 检查可清晰地显示髓核后突的部位及形态；若为颈椎间盘脱出者，则在 MRI 片上可清楚地显示髓核脱至椎管的部位、体积及深度；若为椎体侧后缘骨刺所致者，则 CT 及 MRI 图像上证明椎体后缘骨质增生偏向一侧。

（三）椎动脉型颈椎病

1.症状

（1）偏头痛。

系侧支循环血管扩张所致，为多见症状，约占 80%，常因头颈部突然旋转而诱发，以颞侧部为剧，多呈跳痛或刺痛，一般为单侧（即患侧），有定位意义。有的还可伴有后枕痛，如双侧椎动脉同时受累则表现为双侧症状。

（2）迷路症状。

由于内耳动脉血供不全，出现耳鸣、听力减退及耳聋，其发生率约为 80% ～ 90%。

（3）前庭症状。

颈部旋转时可出现眩晕，约占 70%。这是因为头颅的旋转主要在颈间，椎动脉在此处受压所致。发生眩晕时的旋转方向为健侧，病变在对侧。

（4）视力障碍。

约有 40% 的病例出现视力减退、视力模糊、复视、幻视及短暂的失明等，此主要是大脑枕叶视觉中枢、第 3、第 4、第 6 脑神经核及内侧束缺血所致。

（5）精神症状。

约 40% 的患者出现精神抑郁、近事健忘、失眠多梦的现象。

（6）猝倒。

系椎动脉痉挛引起锥体交叉处突然缺血所致。当患者头颈部转动时，突然感到头痛、头晕，患者立即双手抱头，双下肢似失控而发软无力，随即跌倒（坐）在地。在发作过程中无意识障碍，跌倒后可自行爬起。其发生率占该型病例的 5%～10%。

（7）自主神经症状。

由于椎动脉周围附有大量交感神经的节后纤维，因此当椎动脉受累时必然波及此处的交感神经而引起自主神经症状。临床上以胃肠、呼吸及心血管紊乱症状为多。个别病例可出现 Horner 征，表现为瞳孔缩小、眼睑下垂及眼球内陷等。

（8）一般症状。

如颈痛、后枕痛及颈部活动受限等。

2. 体征

在锁骨下动脉与椎动脉交界处可闻及血管杂音，或一侧上臂动脉的动脉压较另一侧偏低。

3. 特殊检查

旋颈诱发试验（又称椎动脉扭曲试验）阳性。患者头部略向上仰，嘱患者行头颈部左右旋转（要注意保护），患者可能出现一侧或两侧偏头痛，且以颈部为剧烈，呈跳痛或刺痛；或出现眩晕；或出现猝倒，而无意识障碍，可自行爬起。出现上述症状者为阳性。但要注意，除椎动脉型颈椎病外，血管病患者亦可出现阳性。

4. 影像学检查

X 线片显示钩椎关节增生、椎间孔狭小（斜位片）、椎节不稳及椎骨畸形等异常。CT 和 MRI 检查亦有助于该病的诊断。椎动脉造影可看到受压迫的椎动脉狭窄或扭曲现象，有定位意义，但不能作为诊断依据。

（四）脊髓型颈椎病

1. 症状

（1）锥体束征。

由于致压物对锥体束（皮质脊髓束）的直接压迫或局部血供的减少与中断，出现上肢或下肢的单纯运动障碍，单纯感觉障碍或同时存在。有以下几种类型：①周围型。因压力先作用于锥体束表面，先从下肢开始，出现下肢无力、双腿发紧（如缚绑腿感）、抬步沉重等，渐而出现跛行、易跌倒（或易跌倒）、足尖不能离地、步态笨拙及束胸感（检查同时可见反射亢进，肌肉阵挛、萎缩等）。这是临床最多见的类型。②中央型。由于锥体束深部（近中央管处，故称中央型）先被累及，先从上肢开始，出现手部持物易坠落（此表示锥体束深部已受累），逐渐呈现为典型的痉挛性瘫痪。一侧受压表现为该侧出现症状，双侧受压则双侧出现症状。③前中央血管型。由于脊髓前中央动脉受累所致，出现上肢、下肢同时发病。

（2）肢体麻木。

由于脊髓丘脑束同时受累所致，出现部位及分布与前者一致。

（3）头部症状。

头痛、头晕或头皮痛。

（4）排尿、排便功能障碍。

多在后期出现，起初以尿急、尿频、排尿不尽及便秘为多见，逐渐引起尿潴留或大小便失禁。

（5）病程。

病程长，呈进行性加重或反复发作。

2. 体征

（1）分离性感觉障碍。

即受累肢体的痛觉、温觉障碍明显，而触觉可能完全正常，这是因为脊髓丘脑束内的痛觉、温觉纤维分布不同，受压迫后的反应所出现的差异。

（2）反射障碍。

具体有以下表现：①生理反射异常。上肢的肱二头肌、肱三头肌和桡反射，下肢的膝反射和跟腱反射，早期多为亢进或活跃，后期则减弱或消失。此外，腹壁反射、提睾反射和肛门反射可减弱或消失。②病理反射出现。以 Hoffmann 征阳性率高，单侧阳性意义更大。此外，Babinski 征、Openhein 征、Chaddock 征、Gordon 征等亦可阳性。

3. 特殊检查

患者屈颈试验阳性。患者如突然将头部前屈，双下肢可有"触电"样感觉。这主要是由于在前屈情况下不仅椎管前方的骨性或软骨性致压物可直接"撞击"脊髓及其血管，且硬膜囊后壁向前方形成的张应力更加重了对脊髓的压迫。

4.影像学检查

（1）X线平片。

一般多有以下特点：椎管矢状径小，多低于 1 : 0.75，绝对值多小于 14 mm，约半数患者矢状径小于 12 mm；骨刺形成，约 80% 以上病例于患节椎体后缘有较明显的骨刺形成；某些病例可见后纵韧带钙化、先天性椎体融合（以 C3 ～ C4 为多）及前纵韧带钙化等。

（2）CT 检查。

CT 检查可以直接观察椎体后缘的骨刺、椎管矢状径的大小、后纵韧带骨化、黄韧带钙化、椎间盘的突出及致压物的位置。三维 CT 还可判断致压物的大小和方向。

（3）MRI 检查。

MRI 检查在 T1 加权图像上可以清楚地反映出蛛网膜下腔变窄、闭塞，脊髓受压、变形等。在 T2 加权图像上可清楚地辨明韧带的肥厚及骨质增生与蛛网膜下腔的区别。在横断面上对椎间盘突出及韧带肥厚的程度观察较 CT 成像更加清晰，显示椎间盘从前方压迫硬膜囊，使硬膜囊呈局限性弧形后压切迹。在 T1 加权图像上，在盲囊中形成中等强度的团块。在 T2 加权图像中，由于脊髓受压出现的水肿、软化，髓内可呈现局限性信号增强区。横轴位 T1 加权图像上可以较好地显示侧隐窝、上关节突及椎间孔部位的神经根管的狭窄，以及较清楚地显示增生的小关节突及肥厚的黄韧带，由此产生的椎管狭窄。

（五）交感型颈椎病

1.交感神经兴奋症状

（1）头部症状。

头痛、偏头痛、头沉、头晕、枕部痛或颈后痛，但头部活动时这些症状并不加重。

（2）面部症状。

眼裂增大、视物模糊、瞳孔散大、眼窝胀痛、眼目干涩、眼冒金星等。

（3）心脏病症状。

心搏加快、心律失常、心前区疼痛和血压升高。

（4）周围血管症状。

因为血管痉挛，肢体发凉怕冷，局部温度偏低，或肢体遇冷时有刺痒感，或出现红肿、疼痛加重现象。还可见颈部、颜面部和肢体麻木症状，但痛觉减退并非按神经节段分布。

（5）出汗障碍。

出汗障碍表现为多汗。这种现象可局限于一个肢体、头部、颈部、双手、双足、四肢远端或半侧身体。

（6）其他。

尚有耳鸣、听力下降、耳痛；失语或发音不清。

2. 交感神经抑制症状

交感神经抑制也是迷走神经或副交感神经兴奋。症状是头昏眼花、眼睑下垂、流泪鼻塞、心动过缓、血压偏低、胃肠蠕动增加等。

3. 临床检查

颈部活动多正常，颈椎棘突间或椎旁小关节周围的软组织压痛。有时还可伴有心率、心律、血压等的变化。

（六）食管压迫型颈椎病

1. 症状

（1）吞咽困难。

早期主要为吞咽硬质食物时有困难感及食后胸骨后的异常感（烧灼、刺痛等），渐而影响进软食与流质饮食。

（2）一般症状。

可有一般颈椎病症状，如颈部疼痛、僵硬，活动受限，或伴有脊髓受压、神经根受压或椎动脉受压症状。

2. 影像学检查

食管钡餐可清晰地显示食管狭窄的部位与程度。

三、辅助检查

（一）颈椎病的试验检查

（1）前屈旋颈试验：令患者颈部前屈，向左、右旋转活动。如颈椎处出现疼痛，表明颈椎小关节有退行性变。

（2）椎间孔挤压试验（压顶试验）：令患者头偏向患侧，检查者左手掌放于患者头顶部、右手握拳轻叩左手背，则出现肢体放射性痛或麻木，表示力量向下传递到椎间孔变小，有根性损害；对根性疼痛剧烈者，检查者用双手重叠放于头顶，向下加压，即可诱发或加剧症状。当患者头部处于中立位或后伸位时出现加压试验阳性，称之为 Jackson 压头试验阳性。

（3）臂丛牵拉试验：令患者低头，检查者一手扶患者头颈部，另一手握患肢腕部，做相反方向推拉，看患者是否感到放射痛或麻木，称为 Eaten 试验。如牵拉同时再迫使患肢做内旋动作，则称为 Eaten 加强试验。

（4）上肢后伸试验：检查者一手置于患者健侧肩部起固定作用，另一手握于患者腕部，并使其逐渐向后、外呈伸展状，以增加对颈神经根牵拉。若患肢出现放射痛，表明颈神经根或臂丛有受压或损伤。

（二）X 线检查

正常 40 岁以上的男性、45 岁以上的女性约有 90% 概率存在颈椎椎体的骨刺。故有 X 线平片的改变，不一定有临床症状。现将与颈椎病有关的 X 线所见如下：

（1）正位观察有无寰枢关节脱位、齿状突骨折或缺失。第 7 颈椎横突有无过长，有无颈肋。钩椎关节及椎间隙有无增宽或变窄。

（2）侧位观察包括以下方面：①曲度的改变：颈椎发直、生理前突消失或反弯曲。②异常活动度在颈椎过伸过屈侧位 X 线片中，可以见到椎间盘的弹性有改变。③骨赘椎体前后接近椎间盘的部位均可产生骨赘及韧带钙化。④椎间隙变窄：椎间盘可以因为髓核突出，椎间盘含水量减少发生纤维变性而变薄，表现在 X 线片上为椎间隙变窄。⑤半脱位及椎间孔变小椎间盘变性以后，椎体间的稳定性低下，椎体往往发生半脱位，或者称之为滑椎。⑥项韧带钙化是颈椎病的典型病变之一。

（3）斜位摄脊椎左、右斜位片，主要用来观察椎间孔的大小及钩椎关节骨质增生的情况。

（三）CT 检查

CT 已用于诊断后纵韧带骨化、椎管狭窄、脊髓肿瘤等所致的椎管扩大或骨质破坏，测量骨质密度以估计骨质疏松的程度。此外，由于横断层图像可以清晰地见到硬膜鞘内外的软组织和蛛网膜下腔，故能正确地诊断椎间盘突出症、神经纤维瘤、脊髓或延髓的空洞症，对于颈椎病的诊断及鉴别诊断具有一定的价值。

（四）磁共振成像（MRI）

MRI 能在任何平面成像，且成像范围大，另外，软组织的对比度好，且对脊髓和髓核的成像清晰，是唯一能直接评价脊髓损伤范围和程度的影像技术，也是目前检查脊髓和髓核最好的手段。

1. 对骨性组织的判定

MRI 图像可以获得颈椎的三维结构，可以从矢状面、冠状面及横断面观察颈椎椎管内外的解剖状态有无变异，诸如判定椎管的矢径、椎体后缘的骨质增生、关节突的增生内聚等。

2. 对脊髓组织的判定

MRI 图像能早期发现脊髓组织本身的病理及生化改变。如脊髓水肿、变性、空泡（洞）形成等，很容易用 MRI 检查出来。

3. 对蛛网膜下腔的观察

MRI 图像可清晰地显示蛛网膜下腔的脑脊液，可用于继发性粘连性蛛网膜炎的判定，尤其是粘连束带较明显的病例可从影像学上获得证据。

4. 对椎间盘判定

MRI 对髓核的退变敏感，可清晰地在图像上显示出髓核的大小、包含的水分和位置、移位方向等，可以判断颈椎间盘变性和髓核脱出的情况。MRI 成像上的"黑间盘"表示椎间盘髓核已完全失水、变性。

5. 对椎旁软组织的判定

当因各种原因（如术后）在椎管周围有炎性反应及脓肿形成时，利用 $T1$ 值升高这一特性，可以清楚地反映出感染的范围及程度。

6. 对椎体肿瘤及椎管内肿瘤能早期发现

MRI 对椎体肿瘤及椎管内肿瘤形态和性质的判断准确性高。尤其是椎管内肿瘤，其他检查难于发现，而 MRI 则能明确诊断。

（五）肌电图检查

颈椎病及颈椎间盘突出症的肌电图检查都可提示神经根长期受压而发

生变性，从而失去对所支配肌肉的抑制作用。

（六）躯体感觉诱发电位（SEP）

在临床颈椎病的诊断中，CT、MRI 对颈椎病的诊断意义不言而喻，然而它们终究还是一种形态学检查，对适应性和代偿性有很大个体差异的人体来说，有时可能无法准确反映病损的功能改变。某些病例有典型的临床表现，却无明显的影像学改变，而有些患者影像显示出明显组织结构变化，而临床症状、体征却很少，为诊断带来困难。近年来，神经电生理检查的迅速发展，弥补了影像学的不足，SEP 作为其中的一种，已经广泛地应用于临床。SEP 是测定感觉通路全程的一种客观方法，可以反映病损神经组织的功能状态，具有节段性特点，可准确进行脊髓感觉功能定量分析。一般分为皮层体感诱发电位、脊髓体感诱发电位、节段性体感诱发电位。在颈椎病的诊治中，皮层体感诱发电位的临床应用较广泛，主要包括刺激正中神经、尺神经和桡神经、胫后神经等。SEP 是功能性检查而不是形态学检查，有助于明确功能和损伤的部位，但对诊断缺乏特异性，故必须结合其他检查。对临床上疑有神经根型及脊髓型颈椎病的患者可进行 SEP 检查。SEP 可作为一种对颈椎病有参考价值的非创伤性辅助检查方法。

四、并发症

（一）吞咽障碍

吞咽时有梗阻感，食管内有异物感，少数人有恶心、呕吐、声音嘶哑、干咳、胸闷等症状。这是由于颈椎前缘直接压迫食管后壁而引起食管狭窄，也可能是因骨刺形成过速使食管周围软组织发生刺激反应所引起的。

（二）视力障碍

表现为视力下降、眼胀痛、怕光、流泪、瞳孔大小不等，甚至出现视野缩小和视力锐减，个别患者还可发生失明。这与颈椎病造成自主神经紊乱及椎 – 基底动脉供血不足而引发的大脑枕叶视觉中枢缺血性病损有关。

（三）颈心综合征

表现为心前区疼痛、胸闷、心律失常（如期前收缩）及心电图 ST 段改变，易被误诊为冠心病。这是颈背神经根受颈椎骨刺的刺激和压迫所致。

（四）高血压颈椎病

可引起血压升高或降低，其中以血压升高为多，也称为"颈性高血压"。由于颈椎病和高血压病皆为中老年人的常见病，故两者常常并存。

（五）胸部疼痛

表现为起病缓慢的顽固性的单侧胸大肌和乳房疼痛，检查时有胸大肌压痛。这与 C6 和 C7 神经根受颈椎骨刺压迫有关。

（六）下肢瘫痪

早期表现为下肢麻木、疼痛、跛行，有的患者在走路时有如踏棉花的感觉，个别患者还可伴有排便、排尿障碍，如尿频、尿急、排尿不畅或大小便失禁等。这是因为椎体侧束受到颈椎骨刺的刺激或压迫，导致下肢运动和感觉障碍。

（七）猝倒

常在站立或走路时因突然扭头出现身体失去支持力而猝倒，倒地后能很快清醒，不伴有意识障碍，亦无后遗症。此类患者可伴有头晕、恶心、呕吐、出汗等自主神经功能紊乱的症状。这是由于颈椎增生性改变压迫椎动脉引起基底动脉供血障碍，导致一时性脑供血不足所致。

五、诊断

（一）颈型颈椎病的诊断要点

（1）颈部症状及压痛点。

（2）X 线有颈椎曲度改变、不稳等表现。

（3）应排除颈部其他疾患（如落枕、肩周炎、肌筋膜炎等）。

（二）神经根型颈椎病的诊断要点

（1）与病变节段相一致的根性症状与体征。

（2）压颈试验或臂丛牵拉试验阳性。

（3）影像学所见与临床表现一致。

（4）痛点封闭无显著疗效。

（5）排除颈椎以外病变（胸廓出口综合征、网球肘、腕管综合征、肘管综合征、肩周炎等）。

（三）脊髓型颈椎病的诊断要点

（1）具有脊髓损害的临床表现。

（2）影像学检查显示椎管狭窄、颈椎退行性改变。

（3）应排除肌萎缩侧索硬化、椎管内肿瘤、末梢神经炎等其他疾病。

（四）椎动脉型颈椎病的诊断要点

（1）颈性眩晕，可有猝倒史。

（2）旋颈实验阳性。

（3）X线片有颈椎退行性变的异常所见。

（4）多伴有交感神经症状。

（5）应排除眼源性、耳源性眩晕。

（6）排除椎动脉第一段、第三段供血不全，神经官能症与颅内肿瘤等。

（7）手术前需行椎动脉造影或数字减影椎动脉造影。

（五）交感型颈椎病的诊断要点

（1）临床表现为头晕、眼花、耳鸣、手麻、心动过速、心前区疼痛等一系列交感神经症状。

（2）多伴有椎动脉型或颈型颈椎病的临床表现。

（3）X线片有失稳或颈椎退行性变的异常所见。

（4）椎动脉造影阴性。

六、鉴别诊断

颈椎病的诊断除了依据其本身的症状特点及有关检查外，尚需与相关的疾患进行鉴别。

（一）颈部扭伤

颈部扭伤俗称"落枕"，系颈部肌肉扭伤所致，因其发病与颈型颈椎病相似，多于晨起时加剧，因此两者易被混淆。其病因多由于睡眠中体位不良以致局部肌肉被扭伤。因此，两者有以下几方面的不同：

（1）病因不同：颈型颈椎病是椎间盘退变引起的。

（2）颈椎病为一慢性过程，常反复发作，扭伤则为急性过程，不易反复发作。

（3）颈椎病在 X 线照片上常有明显的退变，如骨质增生，椎间隙的异常等，单纯的扭伤则较少有骨质增生等退变。

（4）临床表现上，颈型颈椎病者压痛点多见于棘突部，程度多较轻，用手压之患者可忍受；而落枕者则见于肌肉损伤局部，以颈旁肌肉处为多见，急性期疼痛剧烈，压之难以忍受。颈型颈椎病者一般不伴有颈部肌肉痉挛，而扭伤者可触及肌肉痉挛（有明显压痛的条索状肌束）。

（二）尺神经炎

该病以中老年人为多见，尤以伴有肘关节外翻畸形时发病率更高，其易与第 8 颈神经受累者相混淆。该病特点如下：

（1）肘后尺神经沟压痛。位于肘关节后内侧的尺神经沟处多有较明显的压痛，且可触及条索状变性的尺神经；神经根型颈椎病者一般无此现象。

（2）其感觉障碍区主要在小指和手掌的尺侧，较第 8 颈神经分布区为小，尺侧前臂处多不波及。

（三）正中神经受损

该病多因外伤或纤维管道受卡压（如腕管综合征）所致，前者易于诊断及鉴别，后者则易与第 7 颈神经根受压者相混淆。该病的特点如下：

（1）感觉障碍。其感觉障碍分布区主要为背侧指端及掌侧 1～3 指处，而前臂则多不累及。

（2）肌力改变主要因大鱼际肌萎缩所致，呈"猿手状"。

（3）自主神经症状。因正中神经中混有大量交感神经纤维，因此手部血管、毛囊等呈异常状态，表现为潮红、多汗等。

（4）生理反射多无影响，而当第 7 颈神经根受累时，肱三头肌反射可减弱或消失。

腕管综合征的特点如下：①腕中部加压试验阳性，即用手压迫或叩击腕中部，相当于腕横韧带近侧端处，如出现 1～3 指麻木或刺痛即属阳性，具有诊断意义。②腕背伸试验阳性，即让患者向背侧过伸持续 1～2 min，如出现上述症状，即属阳性，亦有诊断意义。③封闭试验。该病用 1% 利多卡因 1～2 mL 局部封闭有效。④其他。如低位正中神经末梢的感觉障碍症状（主要表现为 1 ～ 3 指指端麻木、过敏或刺痛），颈部 X 线片无相应改变，神经根型颈椎病诸试验均属阴性。

（四）肩关节周围炎

该病不具有脊神经的根性症状，故鉴别不难。应注意的是，在临床上可遇到某些颈椎病同时伴有肩关节周围炎症状者，治疗后（如手术疗法）肩部症状可随颈椎病症状同时消失，此主要由于第 5 ～ 7 颈神经受累后通过腋神经波及肩部所致。

（五）肌萎缩型脊髓侧索硬化症

该病属于运动神经元疾患中的一种类型，其病因至今尚未明了，在临床上主要引起以上肢为主或四肢性瘫痪，因此易与脊髓型颈椎病相混淆。鉴别要点如下：

（1）年龄。

脊髓型颈椎病患者多为 50 岁以上，而该病发病年龄较早，常在 40 岁前后起病。

（2）感觉障碍。

该病一般无感觉障碍，仅部分病例可有感觉异常主诉。而颈椎病在出现运动障碍的同时，则伴有程度不同的感觉障碍症状与体征。近年来，偶见无感觉障碍的脊髓型颈椎病。

（3）起病速度。

颈椎病者发病较慢，且多伴有一定诱因，而该病则多无明显原因突然发病，常先从肌无力开始，且病情发展快。

（4）肌萎缩情况。

该病虽可发生于身体任何部位，但以上肢先发者为多，尤以手部小肌肉明显，大小鱼际肌、蚓状肌萎缩，掌骨骨间隙凹陷，双手可呈鹰爪状，并迅速向前臂、肘及肩部发展，甚至引起颈部肌肉无力与萎缩。故对此类病例应常规检查胸锁乳突肌、肩胛提肌及颈部肌群以判定有无肌萎缩，而颈椎病者肌肉受累水平罕有超过肩部以上者。

（5）自主神经症状。

该病少有出现此症状者，而脊髓型颈椎病者常可遇到。

（6）发音障碍。

当侧索硬化波及延髓时（可在起病时出现，但多见于该病的晚期），则出现发音含糊，渐而影响嚼肌及吞咽动作；而脊髓型颈椎病者则无此症状，只有少数患者当病变波及椎动脉时有轻度发音障碍。

（7）其他检查。

椎管矢状径测量、脑脊液检查、脊髓造影、磁共振成像检查，该病多属正常，而脊髓型颈椎病者则有相应的改变。

（六）梅尼埃病

该病在临床上具有以下三大特点：一是发作性眩晕；二是波动性、进行性和感音性听力减退；三是耳鸣。椎动脉型颈椎病虽亦可出现上述相似的症状，但如对两耳前庭功能加以检查，则不难除外。因此，凡诊断椎动脉型者，常会请耳科医师进行会诊，以排除外耳源性眩晕。

（七）良性阵发性位置性眩晕（耳石症）

良性阵发性位置性眩晕又称耳石症，属五官科疾病，主要因为一些致病因素导致耳石脱离，这些脱落的耳石就会在内耳中，被称作为内淋巴的液体里游动。当人体头位变化时，这些半规管亦随之发生位置变化，沉伏的耳石就会随着液体的流动而运动，从而刺激半规管毛细胞，导致机体眩晕。眩晕的时间一般较短，往往少于 1 min，发作时天旋地转。眩晕出现常与位置变化有关，而颈性眩晕多有颈部不适症状，持续时间相对较长，X 线片常有颈椎退变表现。耳石症治疗主要用手法复位治疗，药物往往无效。

（八）眼源性眩晕

眼源性眩晕多因眼肌麻痹、屈光不正（尤以散光）所致。其与颈性眩晕的鉴别主要依据如下：

（1）闭目时眩晕消失（闭目难立征阴性）。

（2）眼源性眼震试验多呈异常反应。

（3）眼科检查有屈光不正，以散光为多见。

（4）闭目转颈试验阴性。

七、治疗

（一）总体的治疗原则及思路

1. 治则

"留者去之，虚者补之"，"寒者热之，热者寒之"。

2. 以通为用

颈椎病的病机特点是肝肾不足为本，气血瘀滞、经脉闭塞为标，故在治疗时特别强调调补肝肾，而活血通络则贯穿于整个治疗过程。

3. 治未病

避免不良体位及习惯对颈椎的不良影响及外伤，做到以预防为先。如已发病，则更加注意，防止病变的加重和复发。

4. 非手术疗法为先

大多数颈椎病经非手术治疗后均能好转或痊愈，而少数如脊髓型颈椎病和重症的神经根型颈椎病等非手术治疗无效者，则可采用手术治疗。

5. 重视对脊髓型颈椎病的诊治

早期发现，早期治疗，一旦出现锥体束征，则需高度重视，预防加重，大部分需手术治疗。

6. 医患合作

加强医师和患者之间的交流与配合，医院治疗与家庭治疗相结合。

（二）辨证要点

临床应重点分辨外感、内伤两类颈椎病，然后根据疼痛不适部位进行辨位归经。

1. 辨外感、内伤

由外感病邪引起的颈椎病发病一般较急，多有肩臂酸楚，颈部活动受限，甚则全身酸楚，手臂麻木发冷，遇寒加重，多为风寒湿邪痹阻经络所致。内伤引起的颈椎病起病多缓慢，时作时止，病程迁延，多为肝肾亏虚、血虚、痰浊、瘀血所致。

2. 辨经络

颈椎病与十二经脉、任督二脉、经筋皆有联系。其中，与手足太阳经、手足阳明经、手足少阳经、督脉关系最为密切。临床治疗颈椎病的过程中，应注意不适部位与经络循行分布的关系。后项部疼痛者属于太阳经；颈项侧后方疼痛者属于少阳经；颈项侧部疼痛者属于阳明经；后项正中疼痛者属于督脉。

（三）治疗

1.毫针法

（1）风寒痹阻。

主症：颈项僵硬，项背、肩臂疼痛，遇寒加重，颈部活动受限，手臂麻冷。舌苔白，脉弦紧。

治则：温经散寒，通络止痛。

处方：天柱、大椎、颈椎夹脊穴、后溪、外关。

操作方法：以上诸穴均用针刺捻转泻法，针天柱时针尖斜向脊柱，使针感向肩背部传导。针大椎时患者微低头，针尖向患侧微斜，使针感向患侧肩臂传导。针颈椎夹脊时，用 0.30 mm × 40 mm 的毫针，进针时针尖微向脊柱斜刺，当触及椎体时，将针体稍提起，然后使针体垂直刺入1寸左右，并使针感向颈肩部传导。后溪、外关用强刺激手法，针刺的同时令患者活动颈项部。天柱、大椎、颈椎夹脊穴可加用灸法。

（2）气血虚弱。

主症：颈项、肩背部僵硬酸痛，上肢乏力麻木，头痛头晕，头脑不清，记忆力下降，视物不清，心悸。舌质淡，脉沉弱。

治则：补益气血，濡养筋骨。

处方：百劳、颈椎夹脊穴、大椎、曲池、养老、中脘、足三里。头痛头晕、记忆力下降加百会、天柱。视物不清、心悸加心俞、脾俞、内关。

操作方法：针百劳时针尖向脊柱方向斜刺1寸左右，用捻转平补平泻法，并可加用灸法。针夹脊穴和大椎进针法同上，用捻转平补平泻法。针曲池、足三里、中脘、心俞、脾俞用捻转补法。针养老时针尖向肘部，针百会时针尖沿督脉向后，内关直刺，用捻转平补平泻法。

（3）肝肾亏损。

主症：颈项肩臂疼痛，肢体麻木僵硬，步态不稳甚或瘫痪，耳鸣耳聋，腰膝酸软，小便失禁。舌质淡，脉沉细。

治则：补益肝肾，濡养筋骨。

处方：颈夹脊穴、大椎、养老、肝俞、肾俞、阳陵泉、太溪。耳鸣、耳聋加翳风、中渚。尿失禁加关元、三阴交。下肢瘫痪加悬钟。

操作方法：夹脊穴、大椎、养老针刺法同上，用捻转平补平泻手法，并可加用灸法。其余诸穴用捻转补法。

（4）肝阳上亢。

主症：颈部酸痛，按之僵硬、疼痛，头痛眩晕，眼痛目眩，恶心、呕吐，胸痛心悸，急躁易怒。舌质黯红，脉弦数。

治则：平肝潜阳，调和气血。

处方：风池、颈椎夹脊穴、曲池、后溪、合谷、内关、太冲、三阴交、中脘。

操作方法：针风池用 0.30 mm×40 mm 的毫针，针尖向对侧眼球方向平刺，捻转 200 次左右，用平补平泻手法，头痛即刻缓解；颈夹脊穴刺法同上；合谷、曲池、后溪、太冲用针刺泻法；中脘用平补平泻手法；三阴交用针刺捻转补法。

针灸治疗颈椎病有较好的疗效，可明显改善其症状，尤其是对颈型、神经根型颈椎病有较好的效果。现代研究表明，针刺可缓解血管痉挛，降低血管紧张度，使椎动脉血流量明显增加，也可有效地改善椎-基底动脉系统血流量，增加脑灌注量。临床针灸治疗颈椎病，针颈椎夹脊穴应用广泛。宜根据影像学检查结果选用相应的夹脊穴，针刺时强调针感传至患侧肩背、前臂。

2. 朱琏针灸

针对神经根型颈椎病用朱琏抑制一型手法。

取穴原则：局部取穴（颈肩部等），远部取穴（手臂、手部）。

取穴：风池、天柱、大杼、新设（位置为风池穴直下，第 4 颈椎旁开两寸，约 3.3 cm，斜方肌外侧凹陷处）、外关、养老、后溪、合谷。

操作方法：每次取局部性穴位 1～2 个加远部穴位 1 个。用 1.5 寸毫针直刺，用缓慢捻进法进针，先缓慢捻转，指实、指虚交替捻针，捻转频率快（180 次/分），捻转角度（180～360 度/次），捻捻留留，持续捻针 60 s 以上，捻针可配合捣法。运针至患者有胀、酸感或短时麻、触电样感觉，要求针感逐步增强、并向周围扩散或放射至肢体远端。但要以患者耐受为度，即持续的舒适感。留针 30 min，其间行针 1 次，用轻捻提出法取针。温和灸颈肩部穴位 10 ～ 15 min。

3. 电针法

（1）方法一。

处方：天柱、曲垣，头痛者加风池，手臂发麻者加扶突。

操作方法：天柱取 2 寸毫针，针尖沿颈椎系列斜向下方分刺，使针感传至肩部。曲垣用 1.5 寸毫针，针尖向肩胛冈侧端斜刺，使针感向周围扩散。进针得气后，将 2 穴接通电针治疗仪，用连续波，留针 20 min。针风池时，针尖斜向内上方，使针感传至前额，留针 20 min。刺扶突时，针尖向臂丛方向，当针感传至手指之后，轻轻雀啄 3 ～ 5 次，随即出针。隔日治疗 1 次。本法除对脊髓型颈椎病无效外，对其他各型有良好效果。

（2）方法二。

处方：双侧颈夹脊 5 ～ 7，神经根型配外关、曲池；颈动脉型配风池、风府。

操作方法：进针后，施以提插捻转手法，得气后接电针治疗仪，采用连续波，刺激强度以患者耐受为度。留针 20 min，隔日 1 次，5 次为 1 疗程。

4. 温针法

处方：①主穴为天柱、百劳、大杼；②主穴为相应颈椎夹脊穴、大椎。配穴如下：合并肩周炎者加肩三针、肩井；头晕、头痛者加风池、四神聪；放射性上肢麻痛、握物无力者加天宗、曲池、三阳络；久病不愈者加百会、膈俞；腰痛者加肝俞、肾俞。

操作方法：用 2 寸毫针针刺各穴，得气后在针尾置上 1.5 cm 艾条，用火点燃，施灸。四神聪、百会只针不灸。隔日治疗 1 次，6 次为 1 疗程。

5. 浮针疗法

先检查颈部可疑患肌，包括斜方肌、肩胛提肌、头夹肌、颈夹肌、胸锁乳突肌、斜角肌，甚至有时涉及三角肌、肱肌、肱桡肌等，局部触摸可见紧张、痉挛或条索样。确定患肌，常从远端开始，选取第二现场作为进针点，选用一次性浮针，用进针器与皮肤成 15° ～ 30° 进行无痛进针，轻轻地把针推进皮下，将针尖退至套管内，即可在局部做扇形的扫散运动，配合头颈部或上肢的再灌注运动，可以用被动再灌注运动，头部或上肢做相关肌肉的对抗运动。治疗时间 5 ～ 10 min，结束即可评估疗效。

6.穴位注射法

（1）方法一。

处方：肩中俞、颈夹脊穴。头痛、头昏者配风池、百会、太阳；恶心、呕吐者配风池、内关、丰隆；肩胛、上臂、肘臂疼痛者配肩外俞、天宗、肩贞、臑俞、曲池；上肢及手指麻木者配肩贞、曲池、外关、合谷、后溪；下肢麻木、行走困难者加环跳、阳陵泉、委中、昆仑。

操作方法：用注射器抽取当归注射液、骨宁注射液、麝香注射液各等量，注入所选穴位，每穴注入 1 mL，隔日注射 1 次。

（2）方法二。

处方：颈夹脊穴、风池、大椎、天宗、臂臑、风池、内关、阿是。

操作方法：常规消毒后，用注射器吸入醋酸泼尼松龙混悬液 25 mg，维生素 B1 100 mg，维生素 B12 50 mg，1% 普鲁卡因溶液 10 mL，山莨菪碱注射液 10 mg 混合均匀，然后注入所选穴位，每穴位注入 1.5 ～ 2.0 mL，每周 1 次，5 次为 1 疗程。

处方：颈 6 ～颈 7 棘突间、颈 7 ～胸 1 棘突间。

操作方法：吸取醋酸泼尼松龙 4 mL 与 2% 普鲁卡因 4.5 mL 混合，在上述部位做封闭。7 天封闭 1 次，3 次为 1 疗程。本法适用于各型颈椎病的治疗。

7.头针法

处方：主穴取顶中线由前向后刺；颈肩部疼痛者配以络却向百会透刺；颈性眩晕者配额中线由上往下刺；四肢运动或感觉障碍者配病位对侧顶颞前斜线或顶颞后斜线。

操作方法：选用 30 号 30 mm 特制平柄毫针，与头面成 15° ～ 30° 快速进针，针尖达到腱膜下层后，将针体平卧，缓插 25 mm 左右，然后用力向外速提，提时针身不弯曲，行针 2 ～ 3 min，留针时间视病情而定，可稍长，但不宜超过 24 h。

8.穴位挑刺法

处方：颈、背部的"党参花样"皮损变部位。

操作方法：先用 2% 的奴夫卡因 0.2 mL 注射在花斑中央成一皮丘，然后常规消毒后挑破表皮，用特制挑刺针挑断浅表皮肤纤维丝。挑纤维丝时，针尖横贴皮肤平刺，先平行向前滑动，再将针轻轻上抬，把纤维丝挑起拨断，并把这个点的纤维丝挑净。每次选挑 3 ~ 4 个花斑。其中 1 个须选择在颈椎体上。每隔 5 天挑治 1 次。

9. 穴位埋线法

处方：双侧夹脊颈 5 和夹脊颈 7。

操作方法：患者取俯伏坐位，局部常规消毒后，选用 3-0 号可吸收性外科缝线（聚乙醇酸 PGA 缝线）1.5 cm，穿入 5 号一次性注射针头针管中，快速垂直进针，针尖达皮下组织及斜方肌之间时，立即将针以 15°向枕部透刺，按常规将线埋入即出针。出针后用干棉球压迫针孔片刻。埋 1 次即为 1 疗程。5 ~ 7 日后再行第二次埋线。

10. 耳穴压法

处方：脑、颈椎、枕、颈、神门、肝、肾。肩背酸困者加锁骨、肩关节；手指麻木者加腕、指。

操作方法：用王不留行籽，以小块胶布贴于上述耳穴，每穴按压 1 min，每日按压 3 ~ 4 次，3 日贴 1 次，连贴 1 个月。

11. 火针法

处方：大椎、阿是穴，相应颈夹脊穴。肩周及上臂疼痛加肩髃、曲池；前臂痛或手指麻木加手三里、外关、合谷。

操作方法：将所选穴位做好标记，消毒后，将 6 ~ 9 号缝衣针用止血钳夹持，于酒精灯上将针尾部分烧红，然后快速点刺，出针后即用消毒棉球压迫针孔。阿是穴可每处刺 2 ~ 4 针，针距 0.2 寸，深度以 0.2 ~ 0.5 寸为宜，每次点刺不宜超过 12 针。本法适用于治疗神经根型颈椎病。

12. 磁圆针法

处方：①素髎沿督脉至命门。②攒竹向后沿膀胱经第 1 侧线至肾俞，再从攒竹处膀胱经第 2 侧线至志室。③瞳子髎沿头部胆经路线至肩井。④伴有手臂麻木、疼痛者，肩臂部诸经由上向下叩击。

操作方法：以磁圆针循经叩打，头部轻叩，颈、手臂、肩背重叩。每条线路叩击 5 ~ 7 遍，最后重叩颈部双侧臂丛 2 下，叩击时手臂会出现麻感。

第三节 颈部外伤综合征

颈部外伤综合征是指在没有准备的情况下，颈椎在突发过伸损伤后，继因牵张反射引起过屈，或过屈损伤后引起过伸位，导致颈部肌肉强烈收缩、牵拉，使肌肉、筋膜、韧带等颈部软组织、脊柱及脊髓损伤，出现以颈部疼痛、活动受限为主要症状的临床综合征。颈部外伤综合征常见于汽车急刹车或追尾时，外力从前、后、左、右、斜方向等任何角度作用于躯干，均可导致颈部急速地加速或减速运动，损及颈部软组织、脊柱或脊髓。

一、临床表现

1. 颈部软组织损伤型

以颈部软组织损伤为主，包括颈椎附近肌肉、肌膜、韧带、肌腱和骨膜等，即颈椎挫伤，主要症状为头痛、头沉及颈部疼痛，可持续性或发作性。当头部处于某一位置时出现或加重，或与天气有关，有时伴颈椎持续收缩疼痛，多数情况下头痛表现为头重感。

2. 神经根损伤型

因硬膜、颈椎间孔、皮下结缔组织等受伤时可导致颈神经受损，多数患者出现与神经根走行一致的放射样疼痛，可能触及扳机点，疼痛由扳机点向末梢放射，呈持续性，有时呈急剧发作性、烧灼样、切割样或撕裂样疼痛，可有感觉过敏或迟钝，有时伴腱反射异常，疼痛可在外伤后立刻出现或数小时至数日后出现。

3. 椎－基底动脉供血不足型

椎动脉经颈椎横孔上行，受损时出现椎－基底动脉供血不足症状，表现眩晕、耳聋、耳鸣、一过性意识丧失、猝倒发作、视力障碍及视野缺损、眼震、构音障碍或小脑性失调等。椎动脉造影时，令颈部左右屈曲，可见受累部位血流阻断、血管狭窄等。

4. 脊髓损伤型

颈椎骨折、脱位或颈髓水肿、出血等可使颈髓直接受损，或由于脊髓前动脉闭塞或狭窄间接受累，出现下肢或四肢运动及感觉障碍、腱反射亢进、髌阵挛或踝阵挛、病理反射及膀胱直肠障碍等。

5. 自主神经型

外伤使颈部过度伸展或骨组织撞击可致颈部上行或下行自主神经受损，表现为恶心、呕吐、流泪、唾液分泌异常、颜面潮红、皮温异常或皮肤色泽异常、心悸等。

6. 脊髓中央综合征

（1）急性颈髓中央损伤综合征。

约90%的患者为坠落损伤或交通事故引起，造成颈椎骨折、脱位，临床表现为上肢运动功能受损明显重于下肢，手部最重。部分患者可有膀胱功能异常，如尿潴留，感觉障碍轻微，仅出现肩部和上肢感觉过敏。当损伤累及运动神经元和感觉神经元时，可出现双上肢反射减弱或消失、瘫痪和肌萎缩，可伴阶段性分离性感觉障碍。

（2）急性脊髓前损伤综合征。

颈椎过度伸展时脱臼或骨折，椎间盘突出或者齿状韧带肥厚等压迫引起颈髓前部受损，出现肢体瘫痪及损伤部位痛温觉缺损，触觉、深感觉不受累。

（3）四肢瘫痪。

此种瘫痪与颈髓中央型损伤综合征类似，但肌无力或瘫痪更具有选择性，优势仅限于上肢，肌无力可不对称，甚至仅为一侧上肢，感觉缺失区不恒定。

二、辅助检查

颈椎 X 线平片检查及 MRI 检查等可发现颈椎骨折、脱位或颈髓水肿、出血等，对该病诊断颇具有意义。

三、诊断及鉴别诊断

1. 诊断

颈部外伤综合征通常根据患者外伤史、外伤特点及临床症状体征等，以及颈椎 X 线平片或 MRI 检查等诊断。

2. 鉴别诊断

心因型瘫痪的主诉、症状和检查所见与上诉各型均不相同，多数因事故责任纷争、医疗费、保险等社会因素影响所致，出现神经症表现等。

四、处理原则

早期：伤后 24～48 h，局部组织缺血，急性无菌性炎症反应强烈，大量组织渗出水肿为主要病理改变。处理原则主要是制动、止血、防肿、镇痛和缓解炎症反应。损伤后即可采用制动、冷敷、加压包扎等处理。严禁伤处按摩和热疗。

中期：损伤后 24～48 h 后，出血停止，急性炎症消退，局部瘀血，肉芽组织正在形成，组织正在修复。此期可持续 1～2 周。处理原则是改善局部血液循环，促进组织的新陈代谢。可采用针灸、热疗、按摩、药物及传统中医药治疗等多种方法交替进行，同时安排小运动量的功能康复训练练习。

后期：损伤基本恢复，肿胀、压痛等局部症状已经基本消失，但局部肉芽组织挛缩形成的瘢痕组织的强度和弹性均低于正常组织水平，组织粘连依然存在，再生的新组织也仍未达到正常组织的物理指征水平。处理原则是增加肌肉力量，恢复关节活动度、松解粘连。通常以功能锻炼为主，治疗可采用针灸、理疗、按摩及具有活性散瘀、消肿止痛功效的中成药。

五、治疗

1. 针灸治疗

（1）颈部软组织损伤型。

取穴：百会、四神聪、新设、风池、天柱、肩中俞、大杼、风门、肩井、天宗、肺俞、附分、新义、外关、支沟、合谷、曲池、足三里、阳陵泉、悬钟等穴，轮换使用。

治法：选取 2～4 个穴位，缓慢捻进针，青壮年患者用朱琏抑制法一型手法，少年和老年人用朱琏抑制法二型手法，留针 30 min，中间行针 2～3 次，每隔 10 min 行针 1 次。颈部配合拔火罐或温和灸法，10 日为 1 疗程，中间休息 2～4 日。

（2）神经根损伤型。

取穴：天柱、新设、大杼、肩中俞、附分、巨骨、秉风、天宗、肩髃、曲池、臑俞、新义、支沟等。

治法：每次取 1 ~ 2 次，针刺采用朱琏抑制法一型手法，留针 30 min，肩背部穴位温和灸或拔罐 10 min。每日针灸 1 次，10 次为 1 疗程，中间休息 2 ~ 4 日。

（3）椎–基底动脉供血不足型。

取穴：风池、耳门、听宫、听会、翳风、完骨、新会、天容、肩井、肩髃、新设、肩中俞、肩外俞、颊车、曲池、外关、中渚、太溪、曲池、中渚、悬钟、足三里、阳陵泉等穴，神经性耳鸣可取新设穴，耳聋取神门穴。

治法：针对不同病因、不同部位、不同年龄及不同的机能状态，灵活运用针刺手法。儿童患者，多采用朱琏兴奋法一型；年老或体弱者采用朱琏抑制法二型，起针时用兴奋法；一般青壮年则用朱琏抑制法二型手法；有些病人则局部在三阴交、太溪、曲池、外关等用朱琏抑制法二型。配合温和灸。每次 30 min，10 次为 1 疗程，休息 2 日后继续下个疗程。

（4）脊髓损伤型。

①急性期。

取穴：百会、前顶、神庭、头维、风府、风池、大椎、合谷曲池、内关。

治法：针刺兴奋法二型手法。

②恢复期。

取穴：风池、新设、天柱、肩中俞、肩外俞、秉风、天宗、曲池、手三里、新义、外关、支沟、养老、合谷、中渚环跳、风市、髀关、伏兔、梁丘、鹤顶、足三里、阳陵泉、悬钟、解溪、内庭、太冲等（以患肢为主）。

治法：针刺采用朱琏针刺兴奋法二型手法，留针 2 ~ 5 min，迅速抖出法起针。配合熨热灸和温和灸，分别取大杼、膏肓、肾俞、关元、足三里穴灸 3 ~ 5 min。每日针灸 1 次，10 次为 1 疗程，休息 3 ~ 5 日。视病情恢复情况，制定下一疗程计划，每日或隔日针灸 1 次。配合肢体穴位点按，促进功能恢复。

（5）自主神经型。

取穴：百会、风池、足三里、上巨墟、阳陵泉、三阴交、外关、合谷、手三里、支沟、中脘、上脘、下脘、气海、关元、天枢、神阙、外陵、大横。

治法：针刺采用朱琏抑制法一型手法，留针 30 min，配合温和灸腹部或足三里，每日针灸 1 ～ 2 次，10 次为 1 疗程。

2. 刺络拔罐放血

挫伤局部相关或阿是穴。用三棱针点刺，或用皮肤针重叩出血，然后再拔火罐。适用于新伤局部血肿明显、陈伤瘀血久留、寒邪袭络等症。

3. 耳针

取相应敏感点、神门、皮质下。用毫针中度刺激，捻针时让患者同时活动颈部，留针 30 min。

4. 穴位注射

选当归注射液、川芎注射液、红花注射液或 5% ～ 10% 葡萄糖注射液、氢化可的松加入 0.5% ～ 1% 普鲁卡因适量做穴位注射。隔日 1 次。

5. 电针

取颈夹脊、大椎、风池、肩中俞、大杼、天宗。每次选用 2 ～ 4 个穴，针刺得气后，接通电针仪，刺激 20 min。

6. 中药涂搽治疗

中药由红花、当归、血竭、三七、骨碎补、川断、乳香、没药、儿茶、大黄、冰片、土鳖虫组成。本品为粉剂，每次 3 g 外用，取药粉适量与白酒调成糊状，涂于患处，每日 1 次，每日换药 1 次。

7. 按摩或理疗

适当的手法及中频等物理疗法，可以有助于局部肌肉的放松和疼痛症状的缓解。

8. 内服中药

（1）风寒痹阻。

症状：颈部活动受限，甚至手臂麻木发冷，遇寒加重，或伴行寒怕冷、全身酸楚；舌苔薄白或白腻，脉弦紧。

治则：祛风散寒、舒经活络、理气止痛。方药考虑防风汤为基础加减。

（2）瘀血阻滞。

症状：颈项、肩臂疼痛，甚至放射至前臂，手指麻木，劳累后加重，颈部僵直或肿胀，活动不利；舌质紫暗有瘀血点，脉涩。

治则：活血化瘀、通络止痛。方药考虑血府逐瘀汤为基础加减。

（3）肝肾亏虚。

症状：颈项、肩臂疼痛，四肢麻木乏力，伴头晕眼花、耳鸣、腰膝酸软、遗精、月经不调；舌红、少苔，脉细弱。

治则：补益肝肾、生血养筋。中药考虑左归丸为基础加减。

第四节　颈椎小关节错缝

颈椎小关节错缝是指颈椎间发生退行性病变并且继发性椎间关节发生退行性病变引起交感神经、神经根、脊髓或者椎动脉受到压迫、刺激引起小关节发生错位。一般是因为受寒、外伤引起颈部曲线发生改变，以及关节、椎间盘等组织发生退行性病变引起的。该病属于中医"骨错缝"或"筋出槽"的范畴。

一、病因病机

中医认为，外伤劳损、湿之邪，使气血运行不畅、筋脉失养，而不能约束骨骼和稳定关节，产生骨错缝、筋出槽。基本病机是经脉不通、筋骨内气血瘀滞。病位在骨、关节、筋脉。现代医学则认为该病多见于青壮年，引起该病的原因比较复杂，睡姿不正确、长期伏案工作、外伤等是最常见原因。

二、临床表现

颈椎关节突关节错位，临床表现为"落枕"症状，一般痛点集中在颈局部，也可超过颈椎根部或一侧肩部，故头颈部表现僵直状弯曲并向一侧偏斜成斜颈。患者将头向患侧旋转时发生剧烈疼痛并向头颈部、斜方肌、肩部放射。上颈段（颈1～颈3）颈椎关节突关节错位可引起眩晕，通常称为颈性眩晕，其特点是通过扭、屈、伸、旋、转动头颈而诱发，可伴有猝倒和走路不稳。下颈段（颈4～颈7）颈椎关节突关节紊乱可出现同侧颈部、肩部及手臂放射性疼痛。颈椎关节突关节错位还可引起交感神经刺激症状，如头痛、头晕、恶心、记忆力减退、注意力不集中、多梦、耳鸣、眼胀、视物不清、心律失常、汗腺分泌异常等复杂症状。由于椎动脉表面含丰富的交感神经纤维，当交感神经受刺激时常累及椎动脉，导致椎动脉舒缩功能异常，因此，当颈椎关节突关节错位刺激交感神经时，患者在出现全身多个系统症状的同时，还常常伴有比较明显的椎-基底动脉系统供血不足的表现。

三、诊断

1. 有外伤史、劳损史或久伤未愈史

发病颈椎节段疼痛，活动时有涩滞不吻合的摩擦声（感），活动障碍。

2. 脊椎触诊检查

病椎棘突压痛、叩痛和椎旁压痛；棘突偏歪、隆起、凹陷。

3. X线片检查

正位片可显示颈椎侧弯畸形，病变棘突偏歪；侧位片可发现患椎有旋转表现，即可出现病变颈椎椎间小关节双影改变（双凸现象）、椎根切迹双影改变（双凹现象）及椎体后缘双影改变（双边现象），而其上、下颈椎却显影正常；斜位片则可显示椎间关节间隙有相对增宽或狭窄现象。必要时结合 CT、MRI 检查协助诊断。

四、治疗

1. 手法整复

首先施以"放松手法"，用摩、推、揉、拿、捏手法在偏歪颈椎部位操作；然后施以"坐位旋转复位手法"，以颈椎左侧小关节错缝为例，令患者端坐凳上，医者站在后方以胸腹部靠住患者后背，用右手拇指端轻按患椎左侧隆突点上，用右拇指间关节或指骨按在患椎棘突的偏左侧，意在向右推之，令患者头颈屈曲（屈曲的角度是根据不同颈段的小关节错缝而采取相应的头颈屈曲角度。颈上段指的是 C1～C2，一般头颈不屈或略屈曲 5°～10°；颈中段指的是 C3～C4，一般头颈屈曲 30°～40°；颈下段指的是 C5～C7，一般头颈屈曲 50°～60°），使该处皮肤被拉紧，医者屈左前臂，用肘弯勾托患者下颌，前臂放在患者右侧头面部，左手掌按放在患者枕部右后侧，右手之上，向自己的胸部挤抱住患者头颅，并稍向上提拉，带动患者头面在此屈曲角度向左侧旋转，当旋转至极限时，双

手协同配合，左手继续向左稍微做超限度旋转，右手拇指端用力向右推顶。此时，常可感到右手拇指端有移动感并产生弹响，直到颈椎小关节错缝复位。再结合徒手拔伸法整复：患者取坐位，医者立其后，双手分别放于患者下颌与后枕部，做直上直下拔伸 3～5 次，同时配合头颈屈伸运动。最后取穴"点"风池、风府、大椎，"拿"肩井、百劳、新设，"按"合谷、外关。每次治疗时间 10 min，3 日 1 次，10 次为 1 疗程。一般连续治疗不超过 10 次。

2. 颈椎牵引

颈椎牵引：采用颈椎自动牵引机，患者取坐位，嘱其颈腰部肌肉放松，牵引重量根据年龄、性别、体质、病情、情绪及牵引反应而定，一般为 6～15 kg，每日或隔日 1 次，每次 20 min，10 次为 1 疗程。

3. 针灸治疗

取穴：主穴可取曲池、颈夹脊、大椎、足三里、悬钟、肩夹脊，配穴取阳陵泉、中渚、肾俞、阳池、肩井、身柱、环跳等。

操作：根据患者实际症状辨证选择穴位治疗，存在头痛的患者可加用风池、天柱等穴位，手指麻木患者可加用合谷。使用一次性华佗牌针灸针针刺，得气后留针 30 min，行平补平泻法，1 日 1 次，7 次为 1 疗程，每个疗程后休息 3 日，再进行下一个疗程，共治疗 3 个疗程。针刺后将艾条点燃置于湿灸器，保持温度 50～60 ℃，对患者穴位进行艾灸，3～5 分 / 次。

4. 朱琏针灸

用朱琏抑制法二型手法。

取穴原则：局部取穴（颈肩部），远部取穴（手臂、手部）。

取穴：风池、天柱、大杼、新设、百劳、曲池、外关、养老、后溪、中渚、合谷。

操作：每次取局部穴位 1～2 个加远部穴位 1 个。用 1.5 寸毫针直刺，用缓慢捻进法进针，先缓慢捻转，指实、指虚交替捻针，捻转频率快（120 次 / 分），捻转角度（90°～180° / 次），捻捻留留，持续捻针 10～30 s，捻针可配合捣法。运针至患者有胀、酸感或短时麻、触电样感觉，要求针感逐步增强，并向周围扩散或放射至肢体远端。但要以患者耐受为度，即持续的舒适感。留针 15 min，其间行针 1 次，轻捻提出法取针。温和灸颈肩部穴位 10 ～ 15 min。

5. 浮针疗法

先检查颈部可疑患肌，包括斜方肌、肩胛提肌、头夹肌、颈夹肌、胸锁乳突肌、斜角肌，甚至有时涉及三角肌、肱肌、肱桡肌等，局部触摸可见紧张、痉挛或条索样。确定患肌，常从远端治疗，选取第二现场作为进针点，选用一次性浮针，用进针器与皮肤成 15°～ 30°进行无痛进针，轻轻地把针推进皮下，将针尖退至套管内，即可在局部做扇形的扫散运动，配合头颈部或上肢的再灌注运动，可以用被动再灌注运动，头部或上肢做相关肌肉的对抗运动。治疗时间 5 ～ 10 min，结束即可评估疗效。

6. 指针点穴法

取穴：（所有穴位均取双侧）肩井、风池、肩髃、肩贞、天宗、曲池、手三里、内关、合谷、中渚、缺盆、百会、头维、睛明、阿是穴及经验穴、项角穴（位于颈肩部第 7 颈椎棘突下旁开 0.5 寸）、夹角穴（位于肩胛骨脊柱缘与肩胛冈相交略凹陷处）。

操作：每次治疗时选用以上所有穴位，先点颈肩背部穴位，再点上肢穴位，最后点头面部穴位。选准穴位后，医者将左手或右手拇指伸直，用拇指尖侧压于穴位上，缓缓平稳用力，其他四指自然放在患者穴位旁，协助支撑。用拇指压于穴位，当患者穴位上有胀、酸、麻、热感（其中的一种或几种感觉）及循经传导感时，医者点穴的拇指平稳维持一定的压力 30 s 左右，缓慢提起，但不离开穴位和皮肤，再次按下，如此反复 3 ～ 5 次。

注意：用力的大小，取决于病情，点穴一般无须太深，而是以渗透力为好，忌纯力、死力、暴力。

第五节　颈椎类风湿性关节炎

类风湿性关节炎（rheumatoid arthritis，RA）是一种以侵蚀性、对称性多关节炎为主要临床表现的慢性、全身性自身免疫性疾病。其主要病理改变是关节的滑膜炎症，导致滑膜增殖，血管翳形成，关节积液和周围软组织的肿胀，并逐渐引起关节软骨和软骨下骨的破坏，关节间隙逐渐狭窄并丧失解剖特征及生理功能。超过80%的患者出现颈椎关节受累，在颈椎齿状突、钩椎关节和椎间盘周围的滑膜组织受侵后，相邻的韧带、纤维环、椎间隙和骨质出现侵蚀，造成颈椎的稳定性下降，从而引起寰枢椎半脱位（atlantoaxial subluxation，AAS）、垂直脱位（vertical subluxation，VS）或下颈椎半脱位（subaxial subluxations，SAS）等各种颈椎不稳，导致延髓、脊髓或神经根受压而表现为相应的神经功能障碍。

一、病因病机

（一）中医学认识

该病属于中医"痹病""顽痹""历节风""尪痹"等"络病"病症的范畴。类风湿性关节炎发病多因机体正气不足，卫外不固，风寒湿邪乘虚而入，导致经络闭阻，气血运行不畅，以致出现肌肉、关节的疼痛、麻木、屈伸不利等症状。

（1）风寒湿邪，侵袭人体。

由于居处潮湿、涉水冒雨、气候变化等原因，以致风寒湿邪乘虚而入，留驻经络。其中风气胜者，其痛游走不定而成行痹；寒气胜者，其痛固定不移，痛势剧烈，而成痛痹；湿气胜者，其痛有定处、重着、麻木，而成湿痹。

（2）风湿热痹形成的主要原因。

①感受风热之邪，与湿相合而成。②素体阴虚而内有蕴热之体，复感外邪易从热化。③风寒湿痹日久不愈，郁而化热。

（3）痹证初期多属实，久则呈正虚邪实，虚实夹杂。

其主原因有 3 个：①风寒湿痹或风湿热痹日久不愈，致血脉瘀阻，津液凝聚，以致痰瘀阻络；②痹久使气血伤耗，而致气血亏虚、肝肾亏损；③痹证日久不愈，由经络之病损及脏腑，而致脏腑痹。

（二）西医学认识

1. 病因

引起 RA 的病因至今仍未完全阐明，根据近代的研究，主要的病因有以下 3 方面。

（1）遗传因素。

国外资料显示具有 HLA-DR$_4$ 分子者患 RA 的危险性相对正常人群高 3～4 倍，提示 DR$_4$ 与患该病有密切关系。临床发现，严重的 RA 患者尤其是合并血管炎或多系统损害者，与 DR$_4$ 显著相关。

（2）感染因素。

EB 病毒、反转录病毒、支原体、分枝杆菌等均被怀疑为引起该病的病原体，但均未找到确切的依据。

（3）其他因素。

性激素可能与 RA 的发病有关，表现为在妊娠期或使用避孕药时可降低 RA 的发病率，而绝经期前的妇女发病率明显高于同期的男性，这说明雌激素可促进 RA 的发生而孕激素可减缓 RA 的发生。此外，食物、受寒、劳累、精神刺激等也可能是 RA 的诱发因素。

2. 发病机制

目前对引起 RA 的机制还不是很清楚，各种学说尚未统一，大致上可归纳为以下两种。

（1）细胞免疫机制。

入侵抗原被滑膜细胞吞噬、加工、处理，在细胞表面表达 II 类抗原受体，并将抗原信息传递给 T 淋巴细胞，释放多种可溶性递质，如白细胞介素 -1（IL-1）、白细胞介素 -6（IL-6）、肿瘤坏死因子（TNF）等，这些递质促进滑膜增生，诱导滑膜细胞产生胶原酶和前列腺素 E$_2$（PGE$_2$），加剧炎症反应。某些单核细胞因子还可促使关节软骨退变、抑制蛋白多糖合成，使骨钙吸收增加，导致关节软骨破坏。

（2）体液免疫机制。

入侵抗原在激活 T 淋巴细胞的同时，还可激活 B 淋巴细胞，并转化为浆细胞，合成多克隆抗体，包括抗免疫球蛋白抗体及类风湿因子（RF）。RF 是在滑膜中形成的，其中包括 IgG-RF、IgM-RF 和 IgA-RF 等。它们是关节及关节外损伤的重要因子。这些物质在关节腔内形成免疫复合物，通过经典途径激活补体，激活激肽系统增加血管通透性，激活巨噬细胞释放多种免疫递质，如白细胞趋化因子，促使中性粒细胞在关节腔内聚集，释放溶酶体酶、胶原酶及超氧阴离子等炎性递质，使滑膜细胞产生蛋白溶解酶类、金属蛋白酶类及前列腺素等促进炎症反应。其引起 RA 的基本病理变化初为滑膜炎，继形成血管翳，最终导致关节被破坏。关节外病变主要为类风湿结节和血管炎。

二、临床表现

RA 是一种以对称性多关节炎为主要临床表现的慢性全身性疾病，多见于女性。大多数患者起病缓慢、隐袭，少数患者为急性起病。关节症状以对称性双手、腕、足等多关节肿痛为主，病变部位主要侵犯关节滑膜，常伴有晨僵、关节肿胀，晚期关节僵硬、畸形，功能丧失并有骨骼肌萎缩。颈椎受累主要表现为颈部强直感、疼痛或放射痛，肌肉痉挛和旋转运动受限。部分患者寰枢关节半脱位，颈椎扭曲，出现脊髓受压或椎基底动脉供血不足的表现。

（一）关节症状

RA 病变可侵犯任何一个有滑膜的关节，最常见于四肢小关节，尤其是手指近端指间关节，其次为掌指关节，以及腕、肘、肩、踝、膝、髋关节。

（1）疼痛。

疼痛是 RA 最主要的症状之一，也是了解病情轻重的标准之一。病情处于急性进展期，关节炎症严重，多为静息状态下自发性疼痛，活动后更痛；而静息状态下不痛，活动后才感觉疼痛，关节炎症多轻。

（2）晨僵。

晨僵是判断 RA 的重要依据，即指早晨或睡醒后，出现关节僵硬、发紧，活动受限，表明 RA 病变在活动期，其持续时间的长短与病情轻重相关。

（3）关节肿胀。

关节肿胀是由于滑膜炎致关节腔内渗出液增多，以及关节周围组织炎症所致。手指近端指间关节对称性梭形肿胀为最常见。尤其是中指近端指间关节，其肿胀程度与关节疼痛呈正比，肿胀越明显，疼痛越重。

（二）关节体征

病变关节由于肿胀、疼痛及关节结构破坏可出现不同程度的活动受限，皮肤温度可升高，触痛（＋），颈部关节积液表现多不明显，关节软骨破坏引起不平滑的关节面摩擦时，可听到关节摩擦音。

（三）全身表现

全身表现包括皮下结节和类风湿性血管炎。

1. RA 皮下结节

多见于 RA 活动期，常见于关节周围骨突部位，尤其是鹰咀突下，颈椎多表现在横突及棘突部位。

2. 类风湿性血管炎

类风湿性血管炎是 RA 重症表现，全身任何脏器均可发生，如皮肤、肌肉、血管、心、肺、肝、肾、脾脏、眼及神经系统，出现相应的临床表现，如皮肤溃疡、局灶性肌炎、肌萎缩或变性；坏死性小血管炎、大动脉炎；心包炎、胸膜炎、肺间质纤维化；肝炎、胃炎、肠穿孔；肾损害、肾脏淀粉样变；虹膜炎、视网膜炎，以及对称性多发性神经炎、贫血；等等。

三、辅助检查

（一）血常规检查

患者一般为轻度到中度贫血，活动期可有正细胞正色素性贫血，随病情好转而减轻，若有缺铁性贫血，则为低色素性贫血。白细胞计数可正常或偏高，嗜酸性粒细胞和血小板可增多。但应注意 RA 晚期患者的贫血可因长期服用非甾体类抗炎药物或使用免疫抑制剂而导致。

（二）血沉

RA 活动期患者血沉可明显增快，随病情变化而变化，可作为疗效判断的指标之一。血沉不是 RA 活动的特异性指标，若合并有感染、肿瘤，血沉也可明显增快，与病情不一致。

（三）C反应蛋白

C反应蛋白是炎性反应性蛋白之一，RA患者的C反应蛋白普遍增高，尤其是急性发病之初，一般与病情一致。

（四）类风湿因子（RF）

75%的RA患者出现RF。初期RF的滴度一般较低（1∶40），随病情发展，滴度会逐渐增高，但是单纯效价高低不能作为判断病情轻重或活动性的完全依据，而且RF不是RA特异性指标，RF阴性也不能排除RA的诊断。在其他一些疾病中，如肝炎、SLE、干燥综合征、血管炎、结核等也可见低滴度RF阳性，在正常老年人中，约有5%的阳性率。

（五）多克隆高球蛋白血症

多克隆高球蛋白血症反映存在体液免疫异常，提示病情向慢性转化，也是某些关节外病变的起因。有10%～20%的RA患者可出现均质型ANA阳性，活动期RA可见总补体和补体C_3降低。

（六）滑液检查

RA的关节液呈混浊黄色浆液，白细胞2.0×10^9～7.5×10^9/L，50%～70%为中性粒细胞，补体水平多有降低。

（七）滑膜及类风湿结节检查

该项检查有助诊断，但要注意RA滑膜病理检查没有特异性，而类风湿结节检查可作为RA与其他关节炎鉴别诊断的依据。

（八）X线检查

X线检查仍是RA诊断及分期的重要依据，分期常以双手X线片为准：Ⅰ期为正常或关节面下骨质疏松；Ⅱ期为关节面下骨质疏松，偶有关节软骨下囊样破坏或骨侵蚀改变；Ⅲ期为明显的关节软骨下囊性破坏，关节间隙变狭窄，关节半脱位等畸形；Ⅳ期除Ⅱ、Ⅲ期改变外，并有纤维化或骨性强直。

四、诊断与鉴别诊断

（一）诊断

对于 RA 的诊断通常参照美国风湿病学会（ACR）1987 年修订的标准。2010 年 ACR 和欧洲抗风湿病联盟（EULAR）联合提出了新的 RA 分类标准和评分系统。早期诊断主要依赖于影像学检查，颈椎 X 线片及 CT 可发现有无颈椎不稳及骨质破坏，MRI 检查可显示脑干、脊髓是否有受压及受压的程度，并判断滑膜炎症的活动性。典型病例不难诊断，部分 RA 患者早期并无典型表现，难以确诊，可依赖 RF、抗环瓜氨酸多肽（CCP）抗体血清学检查进行辅助诊断。

（二）鉴别诊断

1. 强直性脊柱炎

该病青壮年男性多见，主要侵犯骶髂关节和脊柱，易导致关节骨性强直，如果四肢关节受累，则多为非对称性，且多以下肢关节为主，极少累及手关节。骶髂关节炎具典型的 X 线表现。有家族史，90% 以上患者 HLA-B27 阳性，血清 RF 阴性。

2. 风湿性关节炎

风湿性关节炎是风湿热的临床表现之一，多见于青少年。其关节炎的特点为四肢大关节游走性肿痛，很少出现关节畸形。关节外症状包括发热、咽痛、心肌炎、皮下结节等。ASO（抗链球菌溶血素 O）滴度升高，血清 RF 则阴性。

3. 骨性关节炎

中老年人多见，主要累及膝、脊柱等负重关节。手指则以远端指关节出现骨性增生和结节为特点。血沉增快多不明显，血清 RF 阴性。

4. 银屑病关节炎

多见于银屑病若干年后发生，部分患者表现为对称性多关节炎，与 RA 相似。但该病累及远端指关节处更明显，且表现为该病的附着端炎和手指炎。同时，可有骶髂关节炎和脊柱炎，血清 RF 多阴性，HLA-B27 可为阳性。

五、治疗

（一）中医治疗

1. 中医辨证施治

类风湿性关节炎的中医病机为先天禀赋不足，肝肾精亏，营卫俱虚，复因感受风寒湿热之邪，导致气血凝滞不通，痹阻脉络，造成局部甚至全身关节肿痛。该病以肝肾脾虚为本，湿滞、痰瘀为标，湿热瘀血夹杂既是RA 的主要发病因素，又可作为主要病理机制，同时也是 RA 的基本特征；风寒湿邪可诱发或加重病情，若病程日久，伤气耗血，损及肝肾，痰瘀交结，形成正虚邪恋，本虚标实，虚实夹杂，而证候错综复杂。

（1）风湿痹阻证。

症状：肢体关节疼痛、重着，或有肿胀，痛处游走不定，关节屈伸不利；舌质淡红，苔白腻；脉濡或滑。

治法：祛风除湿，通络止痛。

方药：羌活胜湿汤加减。羌活 10 g，独活 10 g，防风 10 g，白芷10 g，川芎 10 g，秦艽 10 g，桂枝 10 g，海风藤 15 g，当归 10 g。

加减：关节肿者，加薏苡仁 15 g、防己 10 g、萆薢 10 g 以利湿；痛剧者，加制附片 10 g、细辛 3 g 以通阳散寒；兼痛以肩肘等上肢关节者，可选加片姜黄 12 g；兼痛以膝踝等下肢关节者，选加牛膝 10 g。

临床体会：多见于 RA 病程的早期，好发于春、秋季节更替之时及冬季，多由外感风湿之邪痹阻关节肌肉而致。病位较浅，多在肌表经络之间，经治后易趋康复。

（2）寒湿痹阻证。

症状：肢体关节冷痛、重着，局部肿胀，关节拘急，屈伸不利；局部畏寒，得寒痛剧，得热痛减，皮色不红；舌胖，舌质淡黯，苔白腻或白滑；脉弦缓或沉紧。

治法：温经散寒，祛湿通络。

方药：乌头汤合防己黄芪汤加减。制川乌（或制附子）10 g，桂枝10 g，赤芍 15 g，黄芪 15 g，白术 10 g，当归 10 g，薏苡仁 15 g，羌活10 g，防己 10 g，甘草 6 g。

加减：关节肿胀者，加白芥子 10 g；关节痛甚者，加细辛 3 g、乌梢蛇 9 g、蜂房 5 g；关节僵硬者，加莪术 9 g、丹参 15 g。

中成药：寒湿痹颗粒（片），每次 5 g，每日 3 次；复方夏天无片，每次 3 片，每日 3 次；金乌骨痛胶囊，每次 3 粒，每日 3 次。

临床体会：该病多发于春、秋季节更替之时及冬季，多由外感寒湿之邪痹阻关节肌肉而致。上述两证多见于 RA 病程的早期，多以邪（风、寒、湿）实为主，且病位较浅，多在肌表经络之间，经治后易趋康复。若失治、误治，病延日久，病邪变化、深入，必然殃及筋骨，而致骨质破坏。故掌握病机，及时施治极为重要。

（3）湿热痹阻证。

湿热痹阻证也称风湿热痹证、热毒痹阻证。多见于疾病活动期，来势急、病情重，多为风寒湿入侵机体，郁久化热，或直接感受湿热（毒）之邪导致气血壅滞不通，痹阻脉络所致。

症状：关节肌肉局部肿痛、重着，触之灼热或有热感；口渴不欲饮，烦闷不安，或有发热；舌质红，苔黄腻；脉濡数或滑数。

治法：清热除湿，宣痹通络。

方药：四妙丸合宣痹汤加减。苍术 10 g，黄柏 10 g，生薏苡仁 20 g，牛膝 15 g，防己 15 g，滑石 15 g，晚蚕砂 10 g，金银花 15 g，连翘 10 g，赤芍 10 g，当归 10 g，青风藤 15 g，羌活 10 g。

加减：伴发热者，加生石膏 30 g、青蒿 15 g；关节发热甚者，加蒲公英 15 g、白花蛇舌草 15 g 以清热解毒；关节肿甚者，加土茯苓 15 g、猪苓 15 g 以化湿消肿；关节痛甚者，加海桐皮 15 g、元胡 15 g、片姜黄 15 g。

中成药：湿热痹颗粒（片），每次 5 g，每日 3 次；四妙丸，每次 6 g，每日 2 次。

临床体会：该证是 RA 的主要证型之一，多见于疾病的活动期，治疗时尤其注重清热除湿。热邪可速清，而湿邪难于快除，湿与热相搏，如油入面，胶着难愈，故该证可持续时间较长。若失治、误治，病延日久，病邪变化、深入，必然殃及筋骨，而致骨质破坏。

（4）痰瘀痹阻证。

症状：关节疼痛肿大，晨僵，屈伸不利；关节周围或皮下出现结节；

舌黯紫，苔白厚或厚腻；脉沉细涩或沉滑。

治法：活血行瘀，化痰通络。

方药：二陈汤合桃红四物汤加减。半夏 10 g，陈皮 10 g，茯苓 15 g，桃仁 10 g，红花 8 g，熟地黄 12 g，当归 10 g，赤芍 10 g，川芎 10 g，甘草 6 g。

加减：血热者，改熟地黄为生地黄 12 g；血虚者，改赤芍为白芍 10 g；热痰者，可加黄芩 10 g、胆南星 10 g；寒痰者，可加干姜 10 g、细辛 3 g；皮下结节者，加连翘 10 g、白芥子 10 g、胆南星 10 g；对痰瘀互结留恋病所者，可用破血散瘀搜风之品，如炮山甲 6 g、土鳖虫 9 g、蜈蚣 2 条、乌梢蛇 6 g 等。

中成药：盘龙七片，每次 3 ～ 4 片，每日 3 次；痹祺胶囊，每次 4 粒，每日 2 ～ 3 次。

临床体会：痰瘀既是病理产物，又可作为致病因素反作用机体。该证常见于 RA 病程的中晚期，其基本病机为正虚邪恋，痰、瘀、虚（肝肾脾）为患，痰瘀互结、痹阻关节为病。

（5）气阴两虚证。

该证多由久病缠绵，伤气耗津所致。气能生津，故气虚则津损，津亏则阴耗，气虚阴伤，机体失润，常出现于继发干燥综合征的患者。

症状：关节肿大，口眼干燥，唇干；倦怠无力，或有肌肉瘦削；舌红少津有裂纹，或舌胖大，有齿痕，苔薄白；脉沉细弱或沉细。

治法：益气养阴，活血通脉。

方药：四神煎加减。黄芪 30 g，石斛 30 g，金银花 30 g，远志 15 g，川牛膝 15 g，秦艽 10 g，生地黄 10 g，白薇 10 g，赤芍 10 g，川芎 10 g，僵蚕 10 g。

加减：如气虚较明显，症见肌肉酸楚疼痛，活动后加重，神疲倦怠、气短乏力、易汗出者，加用党参 10 g、山药 12 g、白术 10 g；如阴虚较明显，症见眼鼻干燥、口干不欲饮者，选加百合 10 g、石斛 15 g、墨旱莲 10 g、女贞子 10 g；阴虚致瘀，症见皮肤结节或瘀斑者，酌加当归 10 g、鸡血藤 30 g。

中成药：麦味地黄口服液，每次 20 mL，每日 3 次。

临床体会：该证所用黄芪多为生品，量宜大，有补气生血、利水消肿的作用，常与当归等养血活血药同用。

（6）肝肾不足证。

RA 病程后期气血耗伤，肝肾虚损，筋骨失养，呈现正虚邪恋，虚实混杂，缠绵难愈的病理状态，终而出现"四久"，即久痛入络，久痛多瘀，久痛多虚，久必及肾。

症状：关节肌肉疼痛，关节肿大或僵硬变形，关节屈伸不利，腰膝酸软无力，关节发凉或局部发热；舌红，苔薄白；脉沉弱。

治法：补益肝肾，强壮筋骨。

方药：独活寄生汤加减。独活 15 g，桑寄生 10 g，杜仲 10 g，牛膝 10 g，细辛 3 g，茯苓 10 g，肉桂 6 g，川芎 10 g，当归 10 g，白芍 10 g，生地黄 10 g，甘草 6 g。

加减：偏于肾阴不足，症见关节变形、腰膝酸软、潮热盗汗、五心烦热、口干咽痛、遗精者，选加熟地黄 10 g、山萸肉 10 g、菟丝子 10 g、龟甲 30 g；偏于肝阴不足，症见肌肤麻木不仁、筋脉拘急、屈伸不利者，重用白芍 30 g，加枸杞子 10 g、沙参 10 g、麦冬 10 g；阴虚甚有化火之象，症见潮热、心烦易怒者，加知母 10 g、黄柏 10 g；兼见肾阳虚，症见关节冷痛、足跟疼痛、畏寒喜暖、四末不温者，加附子 6 g、鹿角胶 10 g。

中成药：尪痹冲剂，每次 6 g，每日 3 次；益肾蠲痹丸，每次 8 g，疼痛剧烈可加至 12 g，每日 3 次。

临床体会：以上两证常与痰瘀互结证互见，见于 RA 的慢性期。因气阴两虚或肝肾不足，抗邪无力，易感于风、寒、湿、热之邪，又宜与风寒湿、湿热证兼见。治疗应配合活血化瘀、通络止痛之品，并遵循"急则治其标，缓则治其本"及标本同治的治疗原则。

（7）瘀血阻络证。

症状：关节疼痛，或疼痛夜甚，或刺痛；肌肤干燥、无泽甚或甲错；舌质黯，舌边尖有瘀点，苔薄白；脉细涩。

治法：活血化瘀，舒筋通络。

方药：身痛逐瘀汤加减。当归 15 g，川芎 15 g，桃仁 9 g，红花 9 g，炙乳香 6 g，炙没药 6 g，香附 10 g，牛膝 10 g，地龙 10 g，甘草 6 g。

临床体会：瘀血阻络证可伴见于任何证型。寒性凝涩，寒邪侵犯经脉，使经脉收引，血液运行迟缓而致瘀血停滞；热邪伤津耗液，使血液黏稠而瘀；湿性黏滞重浊，湿邪侵犯经络，滞气碍血，也可成瘀。RA 病程漫长，久病不愈耗伤正气，气虚则运血无力，阳虚则脉失温通，血行凝涩，阴血虚则血脉不充，血行不畅，皆可致瘀血。故气血运行不畅，脉络痹阻是该病的重要病理环节，RA 的不同证型、不同病理阶段，均应配合活血化瘀之品。

2. 单方验方

（1）雷公藤制剂。

雷公藤多苷片，每次 10 ~ 20 mg，每日 3 次，口服，3 个月为 1 疗程。该药有一定肝肾毒性和生殖毒性，服药期间需定期复查血常规、肝肾功能，有生育要求的患者慎用该药。

（2）白芍总苷胶囊。

商品名为帕夫林。每次 0.6 g，每日 3 次，口服，3 个月为 1 疗程，常见不良反应为大便次数增多。

（3）青风藤制剂。

正清风痛宁（有效成分为青藤碱）肠溶片。肠释片，每次 1 ~ 4 片，每日 3 次；缓释片，每次 1 ~ 2 片，每日 2 次；控释片，每次 1 片，每日 1 次。2 个月为 1 疗程。

（4）川芎嗪注射液。

40 ~ 80 mg，加入 250 mL 5% 葡萄糖注射液或生理盐水中静脉滴注，每日 1 次，10 天为 1 个疗程。

（5）丹参粉针。

0.4 ~ 0.8 g，加入 250 mL 5% 葡萄糖注射液或生理盐水中静脉滴注，每日 1 次，10 天为 1 疗程。

（二）西医治疗

目前尚无根治方法，主要是替代治疗和对症治疗，以改善症状，控制和延缓疾病发展，防止和减少关节骨的破坏，尽可能地保持受累关节的功能，防止因免疫反应而引起的其他组织器官损害及继发性感染等为主要目的。

治疗措施包括一般性治疗、药物治疗、外科手术治疗，这里仅介绍前面两种。其中，药物治疗最为重要。

1. 一般性治疗

一般性治疗包括休息、关节功能锻炼（非活动期）、物理疗法等。

2. 药物治疗

目前，国内外西医一般予非甾体类抗炎药缓解疼痛和炎症，尽早使用慢作用抗风湿药，并提倡联合用药，需长期，甚至终身服药，但需注意其不良反应。

（1）非甾体类抗炎药（NSAIDs）。

NSAIDs 是治疗 RA 的基本药物，这类药物通过抑制环氧化物酶的异构体，即 COX-1 和（或）COX-2 来抑制前列腺素的产生，起到止痛和抗炎的作用，从而可减轻关节疼痛和肿胀，但此类药物不能改变疾病进程或阻止关节破坏。因此，不能单独用于 RA 的治疗。常用的药物有吲哚美辛、布洛芬、双氯芬酸钠（钾）、萘丁美酮、尼美舒利等。选择性 COX-2 抑制剂同非选择性 NSAIDs 相比，能显著地降低严重胃肠道不良反应的发生率，但其疗效并不比非选择性 NSAIDs 高。目前，上市的有塞来昔布和罗非昔布。一般不主张 NSAIDs 联合应用。

（2）改善病情药（DMARDs）。

该类药物不具备即刻的抗炎和止痛作用，但具有改善病情和延缓病情进展的作用。通常要在治疗 2～4 个月后才显效。所有的 RA 患者都应在确诊后 3 个月之内考虑接受 DMARDs 治疗，病情延缓后宜长期维持治疗，但该类药不能使已受破坏的关节恢复正常。甲氨蝶呤（MTX）为 RA 的 DMARDs 初始治疗的首选药物，其他常用的药物有柳氮磺吡啶（SASP）、羟基氯喹、来氟米特（LEF）、金制剂、环磷酰胺（CTX）、硫唑嘌呤等。

（3）肾上腺糖皮质激素（简称激素）。

激素小剂量口服及局部注射，对于缓解 RA 患者的病情活动非常有效。口服常规应用小剂量，如泼尼松为 10 mg/d。关节或关节周围组织注射激素前，必须排除感染和晶体性关节炎，常用药如得宝松 1～2 mL。一般情况下，同一关节在 3 个月内勿重复注射。同一关节需重复注射或需多关节注射时，必须对整体治疗方案的强度进行重新评估。

（4）生物制剂。

该类药物为近年来发展起来的新疗法，主要对 T 细胞、B 细胞活化及细胞因子的产生等免疫病理环节进行干预。目前的生物制剂多数处于 I 期、II 期临床试验阶段，部分进入了 III 期临床试验，其中以抗肿瘤坏死因子（TNF）单抗效果好。该类药物远期疗效不详，且价格昂贵。

（三）中医外治方法

1. 常用体针疗法

取穴：主穴为三阴交、太溪、气海；配穴为风池、新设、肩井、天柱、风府、大椎、阿是穴。

操作：三阴交、太溪、气海用补法，余穴均用泻法。

2. 朱琏针灸

取穴原则：局部取穴（颈肩部），远部取穴（肘关节以下部位）。

取穴：风池、风府、新设、肩井、肩中俞、肩外俞、曲池、手三里、新义（在桡骨粗隆与尺骨粗隆之间，肘横纹下两寸，同手三里穴平高）、外关、养老、后溪、合谷。

操作：用朱琏抑制法二型手法。每次取局部穴位 1 个加上远部穴位 1 个。使用 1.5 寸毫针直刺，用缓慢捻进法进针，先缓慢捻转，指实、指虚交替捻针，捻转频率较快（60 ～ 120 次 / 分），捻转角度（90°～ 180°/ 次），捻捻留留，持续捻针 10 ～ 30 s，捻针可配合捣法。运针至患者有胀、酸感，或短时麻、触电样感觉，要求针感逐步增强，并向周围扩散或放射至肢体远端。要以患者耐受为度，即持续的舒适感。留针 15 ～ 20 min，其间行针 1 次，轻捻提出法取针。温和灸颈肩部穴位 10 ～ 15 min。

3. 电针

取穴：主穴为三阴交、太溪、气海；配穴为风池、肩井、天柱、风府、大椎、阿是穴。

操作：连续波和疏密波结合使用，通电后逐渐增大电量，由中等刺激增至强刺激，以患者感舒适为度，每日 1 次，每次 30 min，10 日为 1 疗程，疗程间休息 2 日。

4. 耳针疗法

取穴：肾、脾、肝、神门、交感、颈部。

操作：施捻转手法约 1 min，留针 30 min，每隔 10 min 一捻转或埋耳锨针，3 日一换。

5. 刺络放血疗法

取穴：循经取穴与局部取穴相结合，每次取穴 2～4 处。

操作：常规消毒，用 0.5～1.0 寸 26 号毫针在穴位上下左右快速刺入 1～2 分，随即出针，以出血为度。

6. 穴位注射疗法

取穴：主穴为三阴交、气海、太溪；配穴为风池、新设、肩井、天柱、风府、大椎、阿是穴。

操作：每次取 2～4 个穴位，每穴注入当归注射液或丹参注射液 0.5～1.0 mL，隔日 1 次。

7. 推拿疗法

取穴：大椎、风池、肩贞、手三里、合谷、肾俞、脾俞、肝俞。

手法：捏、拿、按、揉等。

操作：患者取正坐位。医者立于其后，先以双手拿揉两侧风池约 5 min，然后沿颈部督脉旁下行至大椎。乘上法实施术约 5 min。揉拿项部数遍，以放松局部紧张肌肉。以指峰拿揉肩贞、手三里约 10 min，随后点按合谷、肝俞、脾俞、肾俞等穴 10 min。

8. 熏洗疗法

透骨草洗方：透骨草 30 g、伸筋草 15 g、鹿衔草 15 g、细辛 5 g、乳香 10 g、没药 10 g。

用法：将上药煎汤熏洗患处，每日 1 次（以睡前为宜），每次 30 min，每剂可连用 2～3 次。

9. 敷贴疗法

（1）马钱子散贴敷。

马钱子 9 g、乳香 9 g、麻黄 12 g、透骨草 30 g、细辛 10 g、甘草 9 g，上药研粉，用时将药粉用香油调成糊状，敷于患处，然后用纱布或塑料布等物覆盖，以绷带固定，每次敷药 24 h，3 次为 1 疗程。

（2）四黄水蜜外敷。

黄连、黄芩、黄柏、大黄，上药研粉，用蜂蜜调敷，每次根据肿痛大小，用适量敷患处，每日 1 次，每次 4 h，有明显的消炎止痛作用。

10. 中药涂擦疗法

治法：痹痛定外涂。生川乌 20 g、洋金花 2 g、闹羊花 16 g、陆英 20 g、紫肉桂 20 g、花椒 6 g、樟脑 3 g，为粗末。上药用 75% 乙醇溶液 300 mL，浸泡 5 ～ 7 天，过滤去渣后用棉签蘸药液涂患处，每日 2 次。

11. 中药烫熨疗法

治法：寒湿痹痛方热敷。干姜 60 g、干辣椒 30 g、乌头 20 g、木瓜 25 g，水 2000 mL，上药放到水中煮 30 ～ 40 min。先将煎好的药趁热熏患处，后将药汁倒出，用干净毛巾蘸药汁热敷患处。如此反复 2 ～ 3 次，每日早晚各 1 次。

12. 银质针疗法

第 1 步，定位及消毒操作。患者取坐位（不能取坐位者取俯卧位），确定责任椎，充分暴露颈部。术者戴无菌口罩、帽子及检查手套，于第 2 颈椎以下，以各椎棘突位中心做 1 条连线，左右旁开 0.5 ～ 2.5 cm 区域纵行布针各 1 ～ 3 行，每针间隔 0.3 ～ 0.5 cm。

第 2 步，麻醉。术者戴无菌手套，配备 1∶1 的 0.5% 利多卡因加上 0.9% 氯化钠注射液 10 mL，在无菌操作下于每个定位点进针皮内注射成直径约 5 mm 的皮丘，皮下麻醉以减轻进针后艾炷燃烧时产生的皮肤刺痛与灼痛。

第 3 步，针刺操作。术者根据不同部位选择不同规格的无菌银质针（中国软组织疼痛研究会监制），依次在定位点对准深层病变方向行垂直进针，直达椎板骨面，针刺过程一般可以引出强烈针感。

第 4 步，铺巾。使用包布或棉垫在针与针之间覆盖皮肤，布巾钳固定包布或棉垫。

第 5 步，温针。铺巾完成后，在每一枚针柄上插上艾炷，点燃艾炷待艾炷燃尽。

第 6 步，出针。待针柄上艾炷完全烧尽后起针，出针后按压针口 5 ～ 10 min 以防止出血，常规消毒针口，用纱布覆盖针口。

第 7 步，术后针口愈合。术后给予康复新液外敷针口、红外线辐射灯照射针口等促进针口愈合。

银质针治疗技术以 3 次为 1 疗程，每周 1 次。可根据患者治疗后症状的改善程度，巩固治疗时施针范围及针数可相应减少或增加，以减少患者治疗中的痛苦或加强治疗的效果。

第六节　颈韧带钙化症

一、概念

颈韧带分为项韧带、颈椎前纵韧带、颈椎后纵韧带、黄韧带等。韧带钙化或骨化是指因为颈椎退行性变等原因引起的局部组织中的钙盐沉积，即原有的韧带被钙化成分所代替。项韧带钙化通常不会引起严重的症状，从而容易被忽视。

二、病因病机

由于长期伏案工作或睡高枕，容易造成患者项背部过度负荷和劳损，从而引起了包括项韧带在内的颈椎有关韧带的退变，导致颈曲改变、颈椎失稳，颈椎间盘、椎体边缘和钩椎关节也随之发生退变。在椎体失稳、颈椎生理曲度变直的情况下，早期项韧带纤维可出现增生或硬化，后期则会因长期的刺激，碳酸钙和磷酸钙不断沉积于与病变椎体相一致的局部而发生钙化，甚至是骨化。而项韧带的局部硬化与钙化可直接对颈椎起到制动作用，进而增加颈椎的稳定性，减缓颈椎病的进一步发展。因此，这种变化是一种人体自然的、本能的防御机制。颈韧带钙化症是颈椎病的典型病变之一。

病因包括全身因素和局部因素，前者如内分泌紊乱、代谢异常、感染、遗传、糖尿病、甲状腺功能低下和抗维生素 D 性佝偻病等，后者如作用于椎体机械应力和椎间盘变性等。颈椎后纵韧带钙化症（ossification of the posterior longitudinal ligament，OPLL）发病有明显遗传倾向，遗传方式不明。古屋等（1990）认为 OPLL 是成人以后的迟发性疾病，与环境因素影响有关。Koga 等（1998）分析 53 个 OPLL 家系，罹患同胞对（affected sib-pair）91 对，证明 OPLL 基因位于 6 号染色体短臂，确认 OPLL 是有遗传发病的群体，也有病因不明的特发性 OPLL 病例。通常认为 OPLL 遗传方式并非显性遗传，但有家族聚集性，同卵双生子发病率高，难以用孟德尔遗传方式解释，可能由于遗传基因与环境因素相互作用发病，属于多基因遗传。随着年龄增长，遗传因素影响逐渐减弱，环境因素作用增强。OPLL 在临床上可以诱发椎管内脊髓压迫和神经功能恶化。

项韧带钙化（ossifrcation of the ligamentum nuchae，OLN）通常不会引起严重的症状而容易被人忽视，OLN 多数为外伤或者慢性劳损导致的颈椎应力失衡引起，当然也有学者认为它应当归属于脊柱韧带钙化性疾病范畴。OLN 是由于头部过度前屈、持久低头工作或睡眠时枕头过高等造成长时间牵拉项韧带而引起疲劳损伤。当项韧带受到超负荷牵拉时，弹力纤维及胶原纤维部分撕裂，从而使胶原纤维增生、变性，大量软骨细胞增生，甲苯胺蓝染色示胶原纤维及软骨细胞呈强性，这是韧带钙化形成前期的特征。

因项韧带是诸多肌肉的附着点，它有维持各肌肉之间相互协调平衡的作用。钙化时各肌肉之间的协调动作发生紊乱，患者临床上表现为项韧带行走部位疼痛，前屈颈部时疼痛加重，后伸时可减轻，畸形时疼痛特别明显，慢性患者疼痛时不明显，只感觉颈部酸痛不适，也表现在前屈颈部时疼痛加重，后伸时可减轻；严重的不能抬头，影响睡眠，触压时疼痛加剧，偏头痛、后枕部疼痛、胸痛和上肢无力，颈项部肌肉可有肿胀和挛缩，有明显的压痛；合并前斜角肌痉挛者，则可出现上肢放射性疼痛和麻木，咳嗽和打喷嚏时加重。急性期过后常常感到颈肩部和上背部酸痛。

颈项韧带钙化属于中医中的"痹病""项痹""项强"等范畴。《伤寒论》中记载，"太阳病，项背强几几"。项韧带循行于项部的足太阳膀胱经、督脉，足太阳膀胱经络脑下项，夹脊而行，督脉之络上项。颈部慢性劳损、外伤损伤正气，风寒湿之邪侵入经脉后，致经气不输，津液运行受阻，经脉失于濡养。

三、临床表现

颈韧带钙化症临床上患者无明显不适症状。由于颈韧带钙化症是人体自然的防御机制的产物，因此，颈韧带钙化不会引起颈部明显的疼痛症状，而临床上常见的颈项部疼痛主要见于颈肩背部肌筋膜因长期牵拉、刺激所致的慢性损伤、炎性改变等。

（一）中医证候分类

1.寒湿阻络

头痛或后枕部疼痛，颈僵、转侧不利，一侧或两侧肩臂及手指酸胀痛麻，或头痛牵涉至上背痛，肌肤冷湿，畏寒喜热，颈椎旁可触及软组织肿胀结节；舌淡红，苔薄白；脉细弦。

2.血瘀症

颈项痛如锥刺，痛势缠绵不休，按之尤甚，痛有定处，夜间加重，伴上肢麻木，头晕；舌体有少许瘀点，舌边有齿痕，苔白腻或白滑；脉弦或弦滑。

3.肝肾不足

头晕、眩晕，视物模糊或视物目痛，身软乏力，纳差，颈部酸痛，或双肩疼痛；舌淡红或淡胖，边有齿痕，苔薄白而润；脉沉细无力。

4.痰湿阻窍

眩晕，昏厥头重如裹，肢体麻木不仁，纳呆泛呕；舌质暗红，苔厚腻；脉弦滑。

（二）西医病理分型

1.神经根型

颈痛伴上肢放射痛，颈后伸时加重，受压神经根皮肤节段分布区感觉减弱，腱反射异常，肌萎缩，肌力减退，颈活动受限，臂丛牵拉试验阳性，压头试验阳性。压颈试验正常，椎管部分梗阻或完全梗阻，脑脊液蛋白正常或增高，糖和氧化物正常。

颈椎 X 线示：椎体增生，钩椎关节增生明显，椎间隙变窄，椎间孔变小。CT 可见椎体后赘生物及神经根管变窄。

2.椎动脉型

头痛、眩晕、耳鸣、耳聋，视物不清，有体位性猝倒，颈椎侧弯后伸时，症状加重。

X 线片示（OPLL）：可见颈椎体后有条索状骨化影，可自 C2 以下波及多个椎体，有时延至上位胸椎。椎管比值小于 0.75 为椎管狭窄。横突间距变小，钩椎关节增生。

CT 检查示（OPLL）：椎体后缘或前缘有高密度骨性隆起突入椎管，椎管明显狭窄或呈月牙状间隙，骨化后纵韧带为蘑菇状或丘陵状。左右横突孔大小不对称，一侧相对狭窄。

MRI 可清晰显示脊髓受压及其程度。

3. 脊髓型

早期下肢发紧，行走不稳，如履沙滩，晚期一侧下肢或四肢瘫痪，二便失禁或尿潴留。受压脊髓节段以下感觉障碍，肌张力增高，反射亢进，椎体束征阳性。

颈椎 X 线片示：椎间隙狭窄，椎体后缘增生物或椎间盘膨出压迫脊髓。

4. 交感神经型

眼睑无力，视力模糊，瞳孔扩大，眼窝胀痛，流泪，头痛，偏头痛，头晕，枕颈痛，心动过速或过缓，心前区痛，血压增高，四肢凉或手指发红发热，一侧肢体多汗或少汗等。

颈椎 X 线片示：钩椎增生，椎间孔变狭窄，颈椎生理弧度改变或有不同程度错位。

四、影像学检查

1. X 线检查

正常 40 岁以上的男性、45 岁以上的女性很多存在颈椎椎体的骨刺，在 X 线平片上会有所显示，可表现为椎间隙变窄、颈椎曲度减小或消失，但不一定有临床症状。

临床上当颈韧带钙化时，与其相对应的椎间盘早已出现退行性的变化。这是因为椎间盘变性以后，相应节段的项韧带负荷较多的缘故。项韧带骨化之前，局部韧带组织经历退变及软骨化的阶段，临床上可以触及局部有硬化，而 X 线平片却不能显示出来。

2. CT 检查

CT 已广泛用于诊断后纵韧带骨化、椎管狭窄、脊髓肿瘤等所致的椎管扩大或骨质破坏，测量骨质密度以估计骨质疏松的程度。此外，能正确地诊断椎间盘突出症、神经纤维瘤、脊髓或延髓的空洞症，对于颈椎病的诊断及鉴别诊断具有一定的价值。

五、治疗

对仅有轻微或无症状的患者，一般采用保守治疗为主，如选择牵引、手法整复和药物治疗为主要治疗手段，再配合针灸、理疗等方式，基本都能有效缓解症状。若患者有严重的脊髓症状，或者有严重的椎管狭窄，则需要通过手术治疗进行椎管减压。

（一）神经根型

1.毫针刺法

根据经络、局部取穴及远端取穴的原则，选择督脉、太阳经为主，局部不适部位，可适当选取阿是穴。针灸1次，每次针刺25～30 min，每针刺5日休息2日，10次为1疗程。

选穴：风池、新设、肩外俞、肩井、率谷、太阳、曲池、后溪、阳谷、内关、臂臑、合谷、支沟等，交替使用。

治法：根据患者情况，可施以平补平泄手法，达到局部得气（有酸、麻、胀、痛）之感，或有传导感即可。疼痛较重者，可加强局部穴位提、插、捻、转运针，增加针感。

2.朱琏针灸

取穴：新设、风池、天柱、肩中俞、大杼、风门、肩井、田中、肺俞、附分、新义、外关、支沟、合谷、曲池、足三里、阳陵泉、悬钟等穴位，轮换使用。

治法：选用2～4个穴位，缓慢捻进法进针，青壮年患者用朱琏抑制法一型手法，少年和老年人用朱琏抑制法二型手法，伴有肢体麻木症状者，肢体上的穴位用兴奋法针刺，留针30 min，中间行针2～3次，每隔10 min行针1次。颈背部配合火罐或温和灸法，10日为1疗程，治疗期间可选2～4日休息，治疗疗程随患者病症加减。

3.手法治疗

先以滚推法、拿揉等理筋手法放松紧张痉挛的肌肉，时约30 min，然后以颈椎仰卧定位提拉旋转扳法或坐位旋转扳法，以调整椎体及小关节不同方向的移位、错缝及曲度改变，恢复颈椎的正常序列。手法强度适当，不可用力过猛，导致严重的手法反应。10日为1疗程，一般需要2～3疗程。

4. 牵引治疗

电动枕颌牵引，一次20 min，根据病变节段和颈部肌肉厚薄不同，设置牵引重量为7～14 kg，1日1次，10日为1疗程，一般需要2～3个疗程。

5. 针刀治疗

经手法治疗1疗程症状未见减轻者，可根据症状定位、触诊定位以及影像学定位，三者结合对颈椎病的病灶进行精确定位；然后用消毒铺巾在定位处行局部浸润麻醉，用一型四号小针刀定点加压刺入，在患部进行松解治疗，待针刀下阻力减轻或消失后，拔出针刀，加压止血；术毕伤口以创可贴贴敷，并立即给予颈椎仰卧定位提拉旋转扳法或坐位旋转扳法，调整椎体、小关节不同方向的移位、错缝及曲度改变，恢复颈椎的正常序列，并进一步松解粘连。针刀术后3日内禁烫熨治疗和手法治疗，次日即可行牵引治疗。

6. 烫熨治疗

依据辨证分型，可采用筋骨消痛液（医院可自制）进行患部的中药雾化透皮治疗。1日1次，1次20 min左右，10日为1疗程，一般需2～3个疗程。

7. 中药熏洗疗法

依据辨证分型，采用中药贴敷患部，每日1次，每次30 min，10日为1疗程。此方法与上法同，选一即可。

8. 中频电疗

1日1次，1次20 min，症状严重者可1日2次，每次10 min，频率大小根据患者的耐受程度，但不可盲目追求过大刺激，以免烫伤肌肤。10日为1疗程，一般需1～3个疗程。

9. 拔罐治疗

留罐：选取合适大小的玻璃罐或者竹罐，将罐子吸附于施术部位10 min后取下，使施术部位无任何症状，或有皮肤潮红，毛孔扩大甚至瘀血。取罐后2 h内禁忌暴露皮肤吹风、洗浴或淋浴。

走罐：在需要治疗的部位上涂抹凡士林或 BB 油等润滑剂，将火罐吸附于施术部位，火罐负压不必过高，然后用手将火罐上、下、左、右往返推移，使需要治疗部位皮肤潮红甚至瘀血时，即可将火罐取下。后将治疗部位用润滑剂擦拭干净，叮嘱患者 2 h 内禁止沐浴或淋浴。

10. 刺络放血

严密消毒后在腧穴用三棱针或皮肤针缓慢进入较细浅静脉，使其少量出血，然后用消毒干棉球按压止血。

散刺：严密消毒后在疼痛部位四周刺如豹纹般出血。

挑刺：严密消毒后在腧穴和反应点将表皮挑破，使其出血或流出黏液，然后用消毒干棉球按压止血。

11. 中药汤剂口服

每日 1 剂，水煎 400 mL，分 2 次早晚服，一般需 1～2 周。

（1）血瘀证。

治则：活血化瘀，通络止痛。

方剂：复元活血汤加减。柴胡 12 g、花粉 15 g、归尾 10 g、红花 10 g、穿山甲 6 g、酒大黄 10 g、桃仁 12 g、牛膝 15 g。

（2）寒湿阻络。

治则：祛风除湿散寒止痛。

方剂：独活寄生汤加减。独活 10 g、桑寄生 18 g、秦艽 12 g、肉桂 6 g、川芎 10 g、牛膝 15 g、杜仲 12 g、当归 12 g、茯苓 12 g、党参 12 g、熟地 15 g、白芍 10 g、细辛 3 g、防风 10 g、甘草 6 g。

（3）肝肾亏损。

治则：补肝益肾，强筋壮骨。

方剂：补肝益肾汤加减。熟地 30 g、当归 15 g、白芍 15 g、黄芪 15 g、何首乌 15 g、山萸肉 15 g、川芎 5 g、鸡血藤 9 g、阿胶 10 g（烊化兑入）。

（4）痰湿阻窍。

治则：健脾燥湿，化痰熄风。

方剂：半夏白术天麻汤加减。半夏 9 g、天麻 9 g、白术 9 g、茯苓 9 g、橘红 6 g、甘草 6 g、生姜 6 g、大枣 3 枚。

（二）椎动脉型

1. 毫针刺法

根据经络走向及远端取穴的原则，选择督脉、太阳经为主，可配合阳明经、厥阴经的穴位。选穴：同神经根型，可配合百会、印堂、曲池、合谷、足三里、太冲等四肢远端穴位。刺法同前。

2. 朱琏针灸

取穴同神经根型。治法：每次选用 2～4 个穴位，缓慢捻进法进针，用朱琏抑制法二型手法，伴有肢体麻木症状者，肢体上的穴位用朱琏兴奋法针刺，留针 15 min，中间行针 1 次。10 日为 1 疗程，中间休息 2～4 日。可连续治疗数个疗程，直至患者症状明显好转。

3. 手法治疗

点按颈脊法：受术者取坐位。术者以一手拇指端置于第 2 颈椎棘突下旁开 0.5 寸处，沿颈椎各棘突旁开 0.5 寸处下行，至第 7 颈椎棘突下旁开 0.5 寸处止，有节律地自上而下进行点按，反复操作 5～7 遍。

拨颈项法：受术者取坐位。术者立于其后侧方，用一手轻扶其前额部，另一手以拇指断按于一侧项韧带旁，自上而下缓慢拨动，反复操作 5～7 遍。做完一侧后再做另一侧，操作时用力要适当，动作要缓和。

拨颈侧法：受术者取坐位。术者立于其侧后方，用一手轻扶其前额部，另一手以拇指指端置于于一侧颈肌外缘上部，由上而下进行拨动，反复操作 5～7 遍。做完一侧后再做另一侧。以调整椎体及小关节不同方向的移位、错缝及曲度改变，恢复颈椎的正常序列。10 日为 1 疗程，一般需要 2～3 个疗程。

4. 激光针刀疗法

经手法治疗一周症状未见减轻者，以影像学资料为主定位，针刀方法同神经根型，术后手法复位。激光针刀有微小针口，有糖尿病等易感染患者慎用。

5. 中药汤剂口服

方法同前。

（三）脊髓型或交感型

1. 毫针刺法

根据经络、局部取穴及远端取穴的原则，选择督脉、太阳经及阳明经为主穴位。选穴：风池、新设、肩外俞、肩井、率谷、太阳、曲池、后溪、阳谷、内关、臂臑、合谷、支沟、环跳、足三里、委中等，交替使用，刺法同前。

2. 朱琏针灸

取穴：新设、风池、天柱、肩中俞、大杼、风门、肩井、田中、肺俞、附分、新义、外关、支沟、合谷、曲池、足三里、阳陵泉、悬钟等穴位，交替使用。

治法：选用 2～4 个穴位，缓慢捻进法进针，局部用朱琏抑制法二型手法，远端用朱琏兴奋法针刺，留针 15 min，中间行针 1 次。颈背部配合火罐或温和灸法，10 日为 1 疗程，中间休息 2～4 日。

3. 针刀治疗

方法同神经根型。

4. 烫熨治疗

依据辨证分型，可采用筋骨消痛液（医院可自制）进行患部的中药雾化透皮治疗。1 日 1 次，1 次 20～30 min，10 次为 1 疗程，一般需 2～3 个疗程。

5. 中药熏洗

依据辨证分型，采用中药加热熏蒸患部，每日 1 次，每次 30 min，此方法与上法同，选一即可。

6. 中药汤剂辨证治疗

方法同前。

六、康复及护理

1. 康复治疗

（1）物理治疗。

使用光、声、电等物理治疗仪器进行局部治疗，如超声波、干扰点、中低频电治疗仪、微波等进行局部治疗。

（2）运动疗法。

康复治疗师运用运动康复的 PNF 疗法、SFMA 姿势评估、NJF 神经肌肉促进法等进行肩颈部肌肉训练，减少代偿模式，恢复正确运动模式。

（3）自主功能锻炼，在康复治疗师的指导下，自行完成各个恢复阶段的颈肩部康复锻炼。

2. 一般护理

按中医骨伤科 1 ~ 2 周护理常规进行。

3. 病情观察，做好护理记录

（1）对急性期的患者，观察疼痛的部位、性质与体位变化的关系及有无放射痛和皮肤异常等情况。

（2）推拿前，患者排空大小便。

（3）推拿后嘱患者低枕卧位休息，观察上肢疼痛、头晕情况。

（4）症状缓解应坚持颈部锻炼。

（5）注意患者有无大小便功能障碍，做好皮肤护理。

4. 给药护理

用药期间忌食生冷及寒凉食物，同时外避风寒，以免加重病情。

5. 饮食护理

饮食宜营养丰富，忌食生冷、辛辣、滋腻之品。

6. 情志护理

关注患者情绪变化，做好思想疏导，树立信心，配合治疗和护理。

7. 中医调摄

避免长期劳累、低头伏案工作，注意情志调节，保持心情舒畅。

8. 功能锻炼

颈椎功能操：左顾右盼—仰首观天—项臂争力—转身回首—环绕颈项—擦颈按摩。

七、疗效评估

根据 1995 年《中医病证诊断疗效标准》进行疗效评估。

1. 治愈

原有各型症状消失，肌力正常，颈、肢体功能恢复正常，能参加正常劳动和工作。

2. 好转

原有各型症状减轻，颈、肩背疼痛减轻，颈、肢体功能改善。

3. 未愈

症状无改善。

第七节　颈椎手术后遗症

一、概念

颈椎手术后遗症是指颈部外科或骨科手术后出现的疼痛、麻木、僵硬及活动不利等各种病症。

二、病因病机

由于高强度的工作压力导致越来越多的人出现了颈椎病症，当颈椎出现一定的疾病后，手术治疗是很多患者的选择。然而，在进行颈椎手术治疗过程中，由于一些不可避免的神经、筋膜或韧带的损伤，又或不恰当的护理，缺乏正确的康复指导和一些不良的生活习性常导致后遗症或并发症出现。术后感染是最常见的并发症，有时还会造成喉咙肿胀和难以下咽的情况。严重者，手术会导致人体颈管部位的血管及脊髓出现损伤，而出现截瘫等并发症。局部的疼痛和僵硬感则是最常见后遗症，对于患者的术后恢复工作造成很大的影响。

三、临床表现

颈椎手术治疗后，常见的后遗症主要有以下几个方面：①颈椎手术做完之后，里面可能都有内固定，也就是老百姓说的钢板，颈椎的灵活性可能会有一定的影响。②阴雨天或天气变化的时候，可能会感觉脖子有些酸胀、不舒服。③如果患者在手术前已经出现手部麻木、乏力，手术后可能无法根除这种症状，或者会出现手指活动不灵活。④如果患者手术前已经出现呼吸困难、大小便功能障碍，这类患者术后可能还会有大小便功能障碍、乏力等情况。因此，颈椎手术后的后遗症表现与手术前患者神经损伤的程度密切相关。

在颈椎手术后出现的并发症中，术后感染是最常见的，感染一般发生在术后 3 ～ 6 天内。在颈椎手术后，还可能造成患者喉神经损伤的情况，一般表现为患者在进食后出现轻咳、难以下咽的情况。出现这种并发症一般是由于颈椎过动牵引造成的损伤，在术后注意护理可得到恢复和缓解。

进行颈椎手术时容易对胸膜造成损伤，术后可能会影响患者正常的呼吸和运动，当患者有轻微的动作或行动之后会出现胸部疼痛和憋闷的情况。当出现这种情况时患者应及时去医院检查和治疗。

很多患者在进行椎间盘部位切除手术时，可能出现血管损伤的情况，在血管损伤后很可能引起患者甲状腺出现问题，造成脑部的供血不足，给患者的术后康复带来很大的困扰。

四、影像学检查

1. X 线片

当怀疑患者可能出现生理曲度变直、骨刺时，一般建议颈椎病患者做颈椎 X 线片。

2. 磁共振

用颈椎磁共振（MRI）检查来判断患者颈椎的脊髓是否存在受压情况。

3. CT

为了确认患者是否存在明显的骨化、钙化或颈椎管狭窄，建议患者做CT 检查。

五、治疗

1. 毫针刺法

针刺取穴原则以局部取穴与循经取穴相结合为主，并配合辨证结果而施以相应穴位。头痛者配风池、百会；胸闷心慌者配内关、心俞；痰多者配丰隆；心烦易怒、郁闷者配太冲。留针 10 ～ 20 min。每日 1 次，10 次为 1 疗程，一般需 2 ～ 3 个疗程。

2. 朱琏针灸

取穴：新设、风池、天柱、肩中俞、肩井、田中、肺俞、附分、新义、外关、支沟、合谷、曲池、足三里、阳陵泉、悬钟等穴位，交替使用。

治法：选用 2～4 个穴位，缓慢捻进法进针，青壮年患者用朱琏抑制法一型手法，少年和老年人用朱琏抑制法二型手法，伴有肢体麻木症状者，肢体上的穴位用兴奋法针刺，留针 30 min，中间行针 2～3 次，每隔 10 min 行针 1 次。颈背部配合火罐或温和灸法，10 日为 1 疗程，中间休息 2～4 日。

3. 拔罐治疗

留罐：选取合适大小的玻璃罐或者竹罐，将罐子吸于施术部位 10 min 后将罐取下，使施术部位无任何症状，或有皮肤潮红，毛孔扩大甚至瘀血。取罐后 2 h 内禁忌暴露皮肤吹风、洗浴或淋浴。

走罐：在需要治疗的部位上涂抹凡士林或 BB 油等润滑剂，将火罐吸附于施术部位，火罐负压不必过高，然后用手将火罐上、下、左、右往返推移，使需要治疗部位皮肤潮红甚至瘀血时，即可将火罐取下。后将治疗部位用润滑剂擦拭干净，叮嘱患者 2 h 内禁止沐浴或淋浴。

4. 刺络放血

严密消毒后在腧穴用三棱针或皮肤针缓慢进入较细浅静脉，使其少量出血，然后用消毒干棉球按压止血。

散刺：严密消毒后在疼痛部位四周刺如豹纹般出血。

挑刺：严密消毒后在腧穴和反应点将表皮挑破，使其出血或流出黏液，然后用消毒干棉球按压止血。

5. 康复训练

颈椎手术后的康复训练，应根据颈椎选择的手术方法确定。如前路颈椎契合术应进行 3 个月的颈椎制动，戴上颈胸支撑或领子，定期进行 X 线检查以观察融合情况，必要时可摘除颈椎功能康复训练的支架或衣领。颈椎功能康复训练主要包括颈椎 4 个方向的运动，可以实现颈椎的抗阻力运动。

6. 手法治疗

掌揉颈项法：受术者取坐位。术者一手扶其头部，以另一手掌根部着力于一侧颈部，自风府穴而下，缓慢而有节律地揉至颈根部，反复操作 2～3 min。本法适用于颈项部肌肉较发达且耐受力较强的受术者。操作过程中，在痛点明显的部位，宜做重点揉动。

揉按颈项法：受术者取坐位。术者以单手或双手拇指指端或螺纹面着力于颈肌外侧缘，自风池穴而下，有节律地按揉至颈根部，反复操作2～3 min。本法在操作过程中，应把力点放在拇指上，其余四指均置于颈肌的另一侧助力，似拿而非拿。痛点明显部位，可在局部揉按。

拿颈项法：受术者取坐位。术者站于其后侧方，用一手轻扶其前额部，另一手拇指和示指、中指指面分别置于左、右风池穴处，然后沿颈椎两侧提拿并自上而下慢慢移动，反复操作5～7遍。临床上常与拿风池法配合应用。

一指禅推颈中法：受术者取坐位。术者立于受术者后方，以一手固定受术者头侧部，另一手以拇指端或螺纹面吸定于风府穴处，用均匀柔和的一指禅手推法逐渐向下推至大椎穴处，反复操作5～7 min。

点按颈脊法：受术者取坐位。术者以一手拇指端置于第2颈椎棘突下旁开0.5寸处，沿颈椎各棘突旁开0.5寸处下行，至第7颈椎棘突下旁开0.5寸处止，有节律地自上而下进行点按，反复操作5～7遍。

拨颈项法：受术者取坐位。术者立于其后侧方，用一手轻扶其前额部，另一手以拇指端按于一侧项韧带旁，自上而下缓慢拨动，反复操作5～7遍。做完一侧后再做另一侧，操作时用力要适当，动作要缓和。

拨颈侧法：受术者取坐位。术者立于其侧后方，用一手轻扶其前额部，另一手以拇指指端置于一侧颈肌外缘上部，由上而下进行拨动，反复操作5～7遍。做完一侧后再做另一侧。

捏颈肌法：受术者取坐位。术者以两手拇指和其余手指相配合，将颈椎两侧斜方肌捏起，自风池穴始，由上而下边捏拿边移动，至肩中俞穴止，反复操作3～5遍，一侧做完后再做另一侧。

滚颈项法：受术者取坐位。术者立于其后方，以滚法自一侧肩井穴始至颈根部，沿颈肌上行至风池穴处改用掌指关节滚按，反复操作3～5 min。左侧颈部用右手操作，右侧颈部用左手操作。

蝴蝶双飞法：受术者取坐位。术者立于其后方，用双手拇指端分别着力于颈项部两侧，其余四指自然伸开，两手同时用一指禅手推法操作1～3 min，形似蝴蝶翩翩飞起。此法不易掌握，一般先用单手操作，待动作纯熟后方可双手同时操作。

六、康复及护理

（一）康复训练

术后康复训练应在治疗师指导下完成。

（1）教会患者正确转头的方法，不可急切地左右旋转脖子，应在一定范围内上下活动颈椎。

（2）在治疗师指导下进行一定力量的抗阻运动。

（3）避免无固定支撑的坐姿及站姿。

（4）软组织、关节活动。

（5）坐姿训练，避免长时间负重。

（6）疼痛控制的物理治疗（如超声波治疗、干扰点治疗、冷敷等）。

（7）神经锻炼。

（8）上肢无负重训练—负重训练。

（9）通过康复治疗师的帮助来进行提高肌肉协调、耐力或强度的运动。术后颈椎肌肉的性能可能下降，而后出现迅速发生的颈部疼痛，这种疼痛可以持续到症状减轻或者得到解决。那么这时候，可以通过训练来提高肌肉的协调、耐力或强度，从而减轻颈部症状。颈部肌肉组织提供了近80%的机械稳定性。颈深屈肌和颈深伸肌已发生损伤，特别是出现颈部疼痛的患者，可以进行低负荷运动。

（二）一般护理

为避免植入骨块脱出或内固定松动，术后应使颈部处于轻度过伸位，防止颈部悬空。翻身侧卧时应保持颈椎与胸椎始终成一直线。3～4天后可在医护人员的协助下佩戴合适的颈围固定下床活动。注意观察伤口的渗血、渗液情况，以及引流出液体的颜色及体积，如渗血较多时应及时报告医生，在严格无菌操作下换药并保持引流管的固定通畅，更换引流袋时防止引流液的返流。

（三）并发症的护理

并发症主要有以下几种：①颈深部血肿。主要表现为呼吸困难、颈部增粗、发音改变，严重者可出现口唇发绀、鼻翼扇动等窒息症状。保持呼吸道的通畅，立即予伤口拆线，必要时行气管切开。②植骨块脱出。是由于术中内固定不牢固、术后搬运护理不当、术后过早进食固体食物等造成。③睡眠性窒息、表现为睡眠时呼吸暂停式低通气、心动过缓、乏力、嗜睡、恶心等症状。应及时唤醒患者，加强生命体征的监护。④脑脊液漏。伤口局部渗出液多，放置引流管者若见引流液颜色淡、量较多时应注意加压包扎。患者取仰卧位，必要时取头低足高位，保持敷料的清洁。

（四）颈椎手术后饮食

1. 对症进食

对于颈椎病患者来说，由于颈椎病是椎体增生、骨质退化疏松等引起的，因此颈椎病患者在治疗期间，应以富含钙、蛋白质、维生素 B 族、维生素 C 和维生素 E 的饮食为主。

2. 饮食有度

颈椎病患者的饮食要有节制，不可暴饮暴食。人体的阴阳是平衡的，饮食过度或过寒、过热都会使阴阳失调，而致脏腑受伤。长时间食生冷寒凉的食物，会伤脾胃之阳气，导致寒湿内生，从而加重颈椎病的症状。

3. 合理搭配

颈椎病患者在治疗期间，饮食要合理搭配，不可单一偏食。食物一般分两大类：一类是主食，主要是提供热量，如米、面，都属于这类食物；另一种是副食，可以调节生理机能，如豆类、水果和蔬菜等。

参考文献

［1］ 岳进，潘小霞．针灸治验：桂派中医大师韦立富学术经验集［M］．北京：中国中医药出版社，2017.

［2］ 符仲华．浮针医学纲要［M］．北京：人民卫生出版社，2016.

［3］ 谢和平，钱凤娥，陈慕之，等．新编中医治疗策略［M］．北京：科学技术文献出版社，2019.

［4］ 梁家伟，李国准，李家裕，等．手法治疗颈椎小关节错缝的疗效观察［J］．中国现代医生．2008，46（32）：82-83.

［5］ 吕亚南．指针点穴颈椎仰卧牵拉复位整骨手法治疗颈椎小关节错缝54例［J］.

四川中医, 2001, 19 (8): 69-71.

[6] 陈孝平, 石应康, 邱贵兴, 等. 外科学 [M]. 北京: 人民卫生出版社. 2005.

[7] 吴毅文. 各型颈椎病的物理学检查 [J]. 颈腰痛杂志, 2007, 28 (4): 292-294.

[8] 王晓凡, 韩向阳, 贾光辉, 等. 影响神经根型颈椎病手术远期预后的因素 [J]. 颈腰痛杂志, 2008, 29 (5): 435-437.

[9] 刘宪义, 李淳德, 邑晓东, 等. 肌萎缩型颈椎病的临床分析 [J]. 中华医学杂志, 2007, 87 (47): 3339-3342.

[10] 国家中医药管理局. 中医病证诊断疗效标准 [M]. 南京: 南京大学出版社, 1994.

[11] Okada K, Shirasaki N, Hayashi H, et al. Treatment of Cervical Spondylotic Myelopathy by Enlargement of the Spinal Canal Anteriorly, Followed by Arthrodesis [J]. Journal of Bone & Joint Surgery American Volume, 1991, 73 (3): 352-364.

[12] 张明才, 程英武, 詹红生, 等. 神经根型颈椎病椎间孔狭窄因素的影像学分析 [J]. 北京中医药大学学报, 2009, 32 (3): 199-203.

[13] 齐小红. 不同诊断方法对颈椎病诊断结果的影响 [J]. 医学理论与实践, 2012, 25 (3): 317-318.

[14] 李惠源. 针刺、牵引加运动综合治疗神经根型颈椎病 94 例 [J]. 针灸临床杂志, 2002, 18 (11): 23.

[15] 王维治, 崔丽英, 王拥军, 等. 神经病学 [M]. 北京: 人民卫生出版社. 2006.

[16] 朱琏. 新针灸学 [M]. 南宁: 广西科学技术出版社. 2008.

[17] 张黎, 李德光, 索上喻, 等. 项韧带钙化的中医治疗现状 [J]. 云南中医药杂志, 2018, 39 (12): 81-83.

[18] 陈孝平, 石应康, 邱贵兴, 等. 外科学 [M]. 北京: 人民卫生出版社. 2005.

[19] 吴毅文. 各型颈椎病的物理学检查 [J]. 颈腰痛杂志, 2007, 28 (4): 292-294.

[20] 曹师锋, 贾连顺. 颈椎内固定手术的并发症 [J]. 中华骨科杂志, 2000, 20: 500-503.

[21] 国家中医药管理局. 中医病证诊断疗效标准 [M]. 南京: 南京大学出版社,

1994.

[22] 杨鸹祥，顾明.中药内服外治方法治疗神经根型颈椎病 30 例临床观察 [J] . 辽宁中医杂志，2007，34（12）：1739-1740.

[23] 王之虹.推拿手法学 [M] . 北京：人民卫生出版社，2001.

第八章　医案选读

　　本章节是把全国名老中医韦立富及部分编者的一些临床医案提供给读者分享，希望能让读者更方便地从整个诊疗过程来把握一些常见、多发及疑难的项痹病相关病症的中医治疗思路，特别是针灸治疗的具体运用。

　　全国名老中医韦立富，是我国著名的针灸专家朱琏的嫡传弟子，中国针灸学会理事会理事，广西针灸学会名誉会长，任朱琏针灸学术国际研究基地建设项目学术总顾问。韦立富作为朱琏的嫡传弟子，不但继承了朱琏针灸学术思想的精髓和核心，并结合自己的临床经验，勇于创新，形成了独特的针灸学术思想，为针灸事业的传承做出了很大的贡献。早年，韦立富协助朱琏老师举办过多期针灸培训班，为广西各地及部队培养了大批针灸有用人才。韦立富还继承了朱琏老师"针灸外交"的思路，于1991年11月至1992年5月，应外交部要求，在波兰举办过两期针灸学习班，讲授神经学派的针灸学术思想和临床经验，获当地媒体好评。参加中国广西第六批援外医疗队，赴尼日尔首都尼亚美医院工作；曾多次出访波兰、泰国等国家及台湾地区和香港地区。2011年获"桂派中医大师"称号，2014年为第二批"国医大师"推荐候选人，2015年获"中医药学术发展成就奖"。发表论文多篇，代表专著主要有《桂派名老中医（传记卷）·韦立富：金针度人》及《韦立富学术经验集》。

　　本书的编者中，多数都是师从韦老多年的临床针灸医师。为更好地传承朱琏针灸学术，现收集50份项痹病相关病症医案供大家临证学习。

1. 案例 1

韦某某，女，32岁。初诊日期：2012-11-12。

主诉：颈部疼痛难以入睡，伴右侧腰腿牵扯样疼痛1个月。

现病史：患者原有颈椎病，生小孩后发现右侧腰腿牵扯样疼痛，经针灸治疗无明显好转。现颈项部疼痛，难以入睡，特来就诊。

既往史：否认高血压、糖尿病及冠心病病史。

检查：神清，表情时而痛苦；脊柱呈小"S"形，C4～C6、T2～T4、L3～L5棘突及其椎旁均有压痛；臂丛牵拉试验阴性，压颈试验阴性。

中医诊断：①项痹（气滞血瘀）；②腰痛。

西医诊断：①颈椎病；②腰椎间盘突出症。

治疗：第一天针天柱、环跳（右），抑Ⅰ（朱琏抑制法一型，以下简称"抑Ⅰ"）；拔罐大杼（右）阳关10 min。

第二天针新设、秩边（右），抑Ⅰ；拔罐大椎（右）肾俞10 min。

连续治疗3次后，颈项部疼痛减轻。

12月6日，右侧腰腿痛已愈，但因不慎受风寒，致右侧头痛、恶风、怕冷。针风池、外关（右），抑Ⅰ；拔罐大杼（右）10 min。

12月7日，针太阳、完骨（右），抑Ⅰ；拔罐大杼（右）10 min。

12月10日，针风池（双），抑Ⅰ；拔罐大椎10 min。上症愈。

按语：患者年纪较轻，病程较短，予以朱琏针灸手法治疗6次后，症状消失，病愈。

2. 案例2

黎某某，女，57岁。初诊日期：2012-7-16。

主诉：右颈项连及头、肩背部疼痛，伴眩晕20多年。

现病史：患者原有颈椎病，20多年前发现右颈项部疼痛，且逐步向头、肩背部扩散，偶有眩晕出现，曾在广西多家大医院住院，诊为C1、C2椎体半脱位。行正骨复位等治疗，上症未除，反而时有耳鸣出现，于是来诊。

既往史：眩晕症。

检查：神清，表情时而痛苦；脊柱无畸形，C4～C6棘突及其椎旁均有轻微压痛；臂丛牵拉试验阴性，压颈试验阴性。

中医诊断：项痹（肝肾阴虚）。

西医诊断：颈椎病。

治疗：第一天针天柱、秉风（右），抑Ⅱ（朱琏抑制法二型，以下简称"抑Ⅱ"）；拔罐肩外俞（右）10 min。

第二天针天柱、秉风、太阳（右），抑Ⅱ。

第三天针风池、曲恒、悬钟（右），抑Ⅱ；拔罐附分（右）10 min；灯灸腰部20 min。

10 次为 1 疗程，治疗 3 次后，上症减轻。连续治疗 2 个疗程又 1 次，上症大减，愈。

按语：患者年纪较大，病程较长，反复发作有 20 余年，故予以朱琏针灸手法治疗 2 个疗程又 1 次后，患者症状大减，痊愈回家。

3. 案例 3

裴某某，男，33 岁。初诊日期：2012-10-10。

主诉：右半身疼痛不适、僵硬感 5 年。

现病史：患者于 5 年前因玩电脑过久后出现右侧颈项部疼痛不适，渐扩散至右半身疼痛不适，活动欠灵活，有僵硬感。曾在钦州市某医院诊治，行 MRI、多普勒检查未见明显异常，予推拿、足浴等治疗，效果欠佳，遂来诊。

既往史：胃窦炎、鼻炎。

查体：神清，表情时而痛苦；脊柱呈小"S"形，C2～C5、T1～T3 棘突及其椎旁均有压痛，颈项部活动受限。

中医诊断：项痹（气滞血瘀）。

西医诊断：颈椎病。

治疗：第一天针天柱、新义、足三里（右），抑Ⅱ；拔罐大杼（右）10 min。

第四天针新设、肩髃、新义、环跳（右），抑Ⅰ。

第六天，上症已大为好转。针下关、曲池、中渚、地机（右），抑Ⅰ；拔罐大椎 10 min。

10 次为 1 疗程，连续治疗 1 个疗程后，右半身疼痛已大减，愈。

按语：患者虽病程较长，但年纪较轻，予以朱琏针灸手法治疗 1 个疗程后，患者症状已大减，疼痛减轻。

4. 案例 4

梁某某，女，65 岁。初诊日期：2013-1-8。

主诉：右颈项部连及肩背部疼痛 1 年多。

现病史：患者于 1 年多前被摩托车撞伤，后来发现右颈项部疼痛，且向右肩背扩散，在南宁市某医院住院诊治过，疗效欠佳，特来就诊。症见：右颈项部连及肩背部疼痛，活动受限，腰部酸胀痛，纳寐可，二便调。

既往史：否认高血压、糖尿病及冠心病病史。

检查：神清，表情自如；脊柱无畸形，C2～C7棘突及其椎旁均有压痛；臂丛牵拉试验阳性，压颈试验阳性，头颈部活动受限。

中医诊断：①项痹（气滞血瘀）；②腰痛。

西医诊断：①颈椎病；②腰椎间盘突出症。

治疗：第一天针天柱、秉风（右），抑Ⅰ；拔罐附分（右）10 min。

第二天针新设、巨骨（右），抑Ⅰ；拔罐大杼（右）10 min。

第三天针天柱、环跳（右），抑Ⅰ；拔罐大杼（右）、阳关10 min。

10次为1疗程。针灸治疗3次后上症已明显减轻。

连续治疗2个疗程后，疼痛消失，愈。

按语：患者年纪虽大，但无基础性疾病，故予朱琏针灸手法治疗2个疗程又3次后，患者症状消失，痊愈。

5. 案例 5

丁某某，男，74岁。初诊日期：2013-2-4。

主诉：左颈项部左侧腰腿牵扯样疼痛9年。

现病史：患者于9年前因腰部受伤，引起L5压缩性骨折后，发生左侧腰腿牵扯样疼痛，并伴见颈项部疼痛，先后在广西多家大医院住院治疗，行推拿、牵引、熨烫、内服药物等多种治疗，疗效欠佳，特来就诊。症见：左颈项部疼痛，手发麻、发凉，左侧腰腿牵扯样麻痛，弯腰、下蹲不利；纳寐可，二便调。

既往史：否认高血压、糖尿病及冠心病病史。

检查：神清，表情时而痛苦；脊柱呈小"S"形，C4～C6、L3～L5棘突及其椎旁均有压痛；臂丛牵拉试验阳性，压颈试验阴性，直腿抬高试验阳性。

中医诊断：①项痹（气滞血瘀）；②腰痛。

西医诊断：①颈椎病；②腰椎间盘突出症。

治疗：第一天针天柱、环跳（左），抑Ⅰ；拔罐大杼（左）、阳关10 min。

第二天针新设、秩边（左），抑Ⅰ；拔罐大椎（左）、肾俞10 min。

第三天针大肠俞（双）、环跳（左），抑Ⅰ；拔罐阳关10 min；灯灸腰部 15 min。腰部麻痛已大减。

第四天针气海俞（双）、环跳（左），抑Ⅰ；拔罐阳关 10 min；灯灸腰部 15 min。

10 次为 1 疗程。针灸治疗 1 个疗程后上症已大减。

连续治疗 2 个疗程后，手麻、左腿部发麻已渐消失，继续巩固 2 个疗程后基本痊愈。

按语：患者坚持以朱琏针灸手法，治疗 2 个疗程，手麻、脚麻的症状消退，继续予朱琏针灸手法治疗 2 个疗程进行巩固后，患者痊愈出院。

6. 案例 6

张某某，女，42 岁。初诊日期：2013-3-22。

主诉：颈项部连及肩背部、手臂疼痛 3 年。

现病史：患者于 3 年前发现颈项部疼痛，渐向肩背部扩散。近 1 年多来，两手臂及肘、腕部亦出现隐痛、发麻，未经规律治疗，特来就诊。症见：颈项部及肩背部疼痛，双手臂及肘腕部隐痛、发麻；纳寐可，二便调。

既往史：有慢性胃炎病史，否认高血压、糖尿病及冠心病病史。

检查：神清，表情时而痛苦；脊柱呈小"S"形，颈曲变直，C4 ～ C6 棘突及其椎旁均有压痛；臂丛牵拉试验阳性，压颈试验阴性。

中医诊断：项痹（气滞血瘀）。

西医诊断：①颈椎病；②多发性末梢神经炎。

治疗：第一天针天柱、新义、合谷（右），抑Ⅱ；拔罐大椎 10 min。

第二天针天柱、新义、合谷（左），抑Ⅱ；拔罐大杼 10 min。

第三天针新设、外关（双），抑Ⅱ；拔罐风门（双）10 min。上症已减轻。

第四天针肩中俞（双）、合谷（双），抑Ⅱ；拔罐陶道 10 min。

第五天针大杼、外关（双），抑Ⅱ；拔罐附分（双）10 min。

第六天针天柱、合谷（双），抑Ⅱ；拔罐大杼（双）10 min。

第七天针天柱、秉风、新义（双），抑Ⅱ；拔罐大杼 10 min。

10 次为 1 疗程。针灸治疗 1 个疗程后上症已大减。

连续治疗 2 个疗程后，颈项疼痛、手臂麻痛已渐消失，继续巩固 1 个疗程后，痊愈。

按语：患者年纪较轻，予朱琏针灸手法治疗 3 个疗程后，患者症状消失，痊愈。

7. 案例 7

周某某，女，58 岁。初诊日期：2011-8-24。

主诉：颈项部连及右肩臂部疼痛伴手麻 1 年多。

现病史：患者于 1 年多前发现右手发麻，手指活动不灵活，后渐觉右颈项部连及肩臂部疼痛，经市某医院 DR（2011.3.25）检查示，C3 ～ C7 骨质增生，颈椎退行性变。特来就诊。症见：颈项部及右肩臂部疼痛，右手发麻，手指活动欠灵活；纳寐可，二便调。

既往史：有高血压、高血脂、高粘血症，否认糖尿病及冠心病病史。

检查：神清，表情时而痛苦；脊柱呈小"S"形，颈曲变直，C3 ～ C7 棘突及其椎旁均有压痛；臂丛牵拉试验阳性，压颈试验阴性。

中医诊断：项痹（气滞血瘀）。

西医诊断：①颈椎病；②高血压病；③高脂血症。

治疗：第一天针新设、臑俞、新义、合谷（右），抑Ⅱ；拔罐大杼 10 min。

10 次为 1 疗程。针灸治疗 1 个疗程后上症已大减，活动较前灵活。

连续治疗 2 个疗程后，颈项疼痛、手臂麻痛已渐消失，继续巩固 1 个疗程后，基本痊愈。

按语：患者病程较短，予朱琏针灸手法治疗 4 个疗程后，患者症状消失，痊愈。

8. 案例 8

周某某，女，29 岁。初诊日期：2012-1-20。

主诉：右肩臂部疼痛，举臂困难 3 个月。

现病史：患者于 3 个月前因游泳不慎加之受风寒后出现右肩臂部疼痛，穿衣、解扣及梳头等运动困难，经广西某大医院内服外敷等治疗后无效，特来就诊。症见：右肩臂部疼痛，右手活动欠灵活；纳寐可，二便调。

既往史：否认高血压、糖尿病及冠心病病史。

检查：神清，表情时而痛苦；脊柱无畸形，颈曲变直，右肩胛冈上、下窝，右肩前、后、外侧部均有压痛，右上肢活动明显受限；臂丛牵拉试验阳性，压颈试验阴性。

中医诊断：项痹（气滞血瘀）。

西医诊断：①颈椎病；②肩周炎。

治疗：第一天针新设、臑俞、天宗、肩髃（右），抑 I ；拔罐附分（右）10 min ；灯灸肩部 15 min 。

10 次为 1 疗程，针灸治疗 1 个疗程后上症已大减，活动恢复灵活，症状已渐消失。

继续巩固治疗 2 次，基本痊愈。

按语：患者年纪偏轻，病程较短，予朱琏针灸手法治疗 1 个疗程又 2 次后，患者症状消失，痊愈。

9. 案例 9

詹某某，女，45 岁。初诊日期：2012-8-3。

主诉：左侧颈肩部麻木 1 年余，再发加重 2 周。

现病史：患者于 1 年多前发现左侧颈肩部麻木，劳累时加重，时伴头晕，曾在广西某大医院拍片示颈椎病。近 2 周，自觉症状有加重，特来就诊。症见：左侧颈肩部麻木、疼痛不适感；纳寐可，二便调。

既往史：否认高血压、糖尿病及冠心病病史。

检查：神清，表情时而痛苦；脊柱呈小"S"形，颈曲变直，C4 ～ C6 棘突及其椎旁均有压痛；臂丛牵拉试验阴性，压颈试验阴性。DR 提示颈椎生理曲度变直，C6 ～ C7 椎间隙变窄，椎体缘骨质增生。

中医诊断：项痹（肝肾阴虚）。

西医诊断：颈椎病。

治疗：第一天针天柱、秉风、新义（左），抑 I ；拔罐附分（左）10 min 。

第二天针新设、巨骨、悬钟（左），抑 I ；拔罐附分（左）10 min 。

第三天针天柱、秉风、外关（双），抑 I ；拔罐曲恒（左）10 min 。上症已减轻。

第四天针新设、曲恒、支沟（左），抑 I ；拔罐陶道 10 min 。

第五天针肩中俞、巨骨、新义（左），抑 I ；拔罐附分（双）10 min 。

第六天针天柱、秉风、悬钟（左），抑 I ；拔罐大杼 10 min 。

第七天针新设、曲恒、曲池（左），抑 I ；拔罐大椎 10 min 。

10 次为 1 疗程，针灸治疗 1 个疗程后上症已大减。

连续治疗 2 个疗程后，颈项麻木、疼痛不适感已渐消失，基本痊愈。

按语：患者病程较短，年纪较轻，予朱琏针灸手法治疗 3 个疗程又 7 次后，患者症状消失，痊愈。

10. 案例 10

刘某某，女，68 岁。初诊日期：2012-10-30。

主诉：左侧颈肩部疼痛，手臂发麻 3 个月。

现病史：患者于今年 6 月中旬发现左侧颈肩部疼痛，左手臂发麻，尤以伏案工作久后为甚，经广西某大医院诊治，行针灸、推拿、牵引等多种治疗后，疗效欠佳，特来就诊。症见：左侧颈肩部疼痛，左手臂发麻；纳寐可，二便调。

既往史：有胃病（消化道溃疡）、甲状腺功能减退、甲状腺肿瘤、高脂血症等病史。

检查：神清，表情尚自如；脊柱无畸形，颈曲变直，左肩胛冈上、下窝，左肩前、后、外侧部均有压痛，活动无明显受限；臂丛牵拉试验阴性，压颈试验阴性。

中医诊断：项痹（气滞血瘀）。

西医诊断：颈椎病。

治疗：第一天针新设、臑俞、新义、肩髃、合谷（左），抑Ⅱ；拔罐大杼（左）10 min；灯灸肩部 15 min。

第二天针天柱、悬钟、支沟（左），抑Ⅰ；拔罐附分（左）10 min；灯灸肩部 15 min。上症已有减轻。

10 次为 1 疗程。针灸治疗 1 个疗程后上症已大减，继续巩固治疗 2 次，症状基本消除。

按语：患者病程较短，予朱琏针灸手法治疗 1 个疗程又 4 次后，患者症状消失，痊愈。

11. 案例 11

康某某，女，55 岁。初诊日期：2013-3-1。

主诉：右手指发麻 10 余天，伴左侧颈项部疼痛，头颈不能回顾 3 天。

现病史：患者原有颈椎病，去年曾发现右手发麻，近 10 多天来上症加重，左颈项部疼痛近 3 天来加剧，头颈不能回顾，特来就诊。症见：左侧颈项部疼痛，右手指发麻；纳寐可，二便调。

既往史：有高血压，消化道溃疡，胆息肉已切除。

检查：神清，表情尚自如；脊柱无畸形，颈曲变直，左肩胛冈上、下窝活动明显受限；臂丛牵拉试验阳性，压颈试验阴性。DR 检查示 C5、C6 前缘骨质增生。

中医诊断：项痹（气滞血瘀）。

西医诊断：颈椎病。

治疗：针天柱（双）、秉风（左）、合谷（右），抑Ⅰ；拔罐附分（左）10 min；灯灸肩部 15 min。

10 次为 1 疗程。针灸治疗 1 个疗程后上症已大减，继续巩固治疗 2 次，症状基本消除。

按语：患者病程较短，予朱琏针灸手法治疗 1 个疗程又 3 次后，患者症状消失，痊愈。

12. 案例 12

李某，女，37 岁。初诊日期：2013-5-9。

主诉：右侧颈项部连及肩背部疼痛，伴手发麻 1 个月。

现病史：患者于 4 月时曾被撞跌过，后发现右颈项部疼痛且向右肩背部扩散，伴手发麻，头颈部及右上肢活动困难。经广西某大医院诊治，DR 检查提示 C6 ～ C7 两侧钩突及 C3 ～ C7 颈椎前缘骨质增生，C4/5、C5/6、C6/7 椎间隙变窄，诊断为颈椎病。自觉疗效欠佳，特来就诊。症见：侧颈项部连及肩背部疼痛，双手发麻；纳寐可，二便调。

既往史：胃炎、月经失调、输卵管堵塞病史，2 月份行经，至今未见月经来。

检查：神清，表情时而痛苦；脊柱无畸形，脊柱呈小"S"形，颈曲变直，C2 ～ C7、T1 ～ T4 棘突及其椎旁均有压痛，活动明显受限；臂丛牵拉试验阳性，压颈试验阴性。

中医诊断：项痹（气滞血瘀）。

西医诊断：①颈椎病；②胸椎后关节紊乱。

治疗：针天柱、风门、新义（右），抑Ⅰ；拔罐大杼（右）10 min；灯灸项背部 15 min。

10 次为 1 疗程。针灸治疗 1 个疗程后上症已大减，继续巩固治疗 2 个疗程，症状基本消除。

按语：患者病程较短，予朱琏针灸手法治疗 3 个疗程又 3 次后，患者症状消失，痊愈。

13. 案例 13

黄某某，男，69 岁。初诊日期：2013-7-30。

主诉：左侧肩臂部疼痛、手发麻 10 多天。

现病史：患者于 10 多天前因吹风后发现左肩臂部疼痛，手指发麻，活动尚自如，特来就诊。症见：左侧肩臂部疼痛，手指发麻；纳可寐差，二便调。

既往史：有脚发麻史，否认高血压、糖尿病及冠心病病史。

检查：神清，表情时而痛苦；脊柱无畸形，脊柱呈小"S"形，颈曲变直，C2 ～ C7 棘突及其椎旁均有压痛，活动未见明显受限；臂丛牵拉试验阳性，压颈试验阴性。颈椎 CT 提示：① C4/5、C5/6 椎间盘突出；②颈椎病。

中医诊断：项痹（气滞血瘀）。

西医诊断：颈椎病。

治疗：第一天针臑俞、新义、合谷（左），抑Ⅱ；拔罐附分（左）10 min；灯灸项背部 15 min。

第二天针肩髃、天宗、曲池（左），抑Ⅱ；拔罐肩外俞（左）10 min；灯灸项背部 15 min。

针灸治疗 6 次后上症已明显缓解。

按语：患者病程较短，予朱琏针灸手法治疗 1 个疗程又 3 次后，患者症状明显缓解。

14. 案例 14

覃某某，女，70 岁。初诊日期：2012-9-11。

主诉：颈项部连及肩背部疼痛 2 个多月。

现病史：患者于 2 个多月前发现颈项部连及肩背部疼痛，时而左侧为甚，时而右侧为甚。曾在上林县某医院诊治，诊断为颈椎病，疗效欠佳，特来就诊。症见：左颈项部连及肩背部疼痛；纳可寐差，二便调。

既往史：有尿路感染史，否认高血压、糖尿病及冠心病病史。

检查：神清，表情时而痛苦；脊柱无畸形，脊柱呈小"S"形，颈曲变直，C2～C6棘突及其椎旁均有压痛，活动明显受限；臂丛牵拉试验阳性，压颈试验阴性。颈椎正侧位片提示C4～C6颈椎骨质增生，C4/5、C5/6椎间隙变窄。

中医诊断：项痹（气滞血瘀）。

西医诊断：颈椎病。

治疗：第一天针天柱（双），抑Ⅰ；拔罐肩外俞（双）10 min；灯灸项背部15 min。

第二天针新设（双），抑Ⅰ；拔罐大杼（双）10 min；灯灸项背部15 min。

第三天针肩中俞（双），抑Ⅰ；拔罐陶道（双）10 min；灯灸项背部15 min。

第四～七天，针新设（双），抑Ⅰ；拔罐肩外俞（双）10 min；灯灸项背部15 min。

第八～十天，针天柱（双）、巨骨（右），抑Ⅰ；拔罐大杼（双）10 min；灯灸项背部15 min。

10次为1疗程。针灸治疗1个疗程后上症已明显缓解。

按语：患者年纪虽大，但病程较短，予朱琏针灸手法治疗1个疗程后，患者症状明显缓解。

15. 案例15

陈某某，男，74岁。初诊日期：2011-10-11。

主诉：颈项部连及肩背部疼痛1个月。

现病史：患者原有颈椎病，于1个月前搬家住潮湿地后，发现左侧颈项部疼痛，且向左肩背部扩散，头颈部活动不利，特来就诊。症见：左颈项部连及肩背部疼痛；纳可寐差，二便调。

既往史：否认高血压、糖尿病及冠心病病史。

检查：神清，表情时而痛苦；脊柱无畸形，颈曲变直，C3～C6棘突及其椎旁均有压痛，活动明显受限；臂丛牵拉试验阳性，压颈试验阴性。

中医诊断：项痹（气滞血瘀）。

西医诊断：颈椎病。

治疗：针天柱、秉风（左），抑Ⅰ；拔罐附分（左）10 min；灯灸项背部 15 min。

针灸治疗 3 次后上症已明显缓解，巩固治疗 1 个疗程后，基本痊愈。

按语：患者病程较短，予朱琏针灸手法治疗 1 个疗程又 1 次后，患者症状消失，痊愈。

16. 案例 16

张某某，女，51 岁。初诊日期：2013-10-16。

主诉：颈项部僵硬，有酸累感，伴眩晕已 10 天。

现病史：患者原有颈椎病，10 天前因工作疲劳，发现颈项部僵硬酸累不适，且伴有眩晕出现，曾经到南宁市某医院就诊，检查提示：寰枢关节半脱位。曾行正骨复位治疗，上症缓解不明显，反而时有恶心欲吐感出现，特来就诊。症见：颈项部僵硬酸累感，轻微头晕，无恶寒发热、恶心呕吐、腹胀腹痛，纳可寐差，二便调。

既往史：有颈椎病病史多年，否认高血压、糖尿病及冠心病病史。

检查：神清，表情尚自如，脊柱无畸形，颈曲稍变直，C5 ～ C6 棘突及其椎旁均有压痛，活动无明显受限，臂丛牵拉试验阴性，压颈试验阴性。

中医诊断：项痹。

西医诊断：①颈椎病；②寰枢关节半脱位。

治疗：第一天针天牖、新设（双），抑Ⅰ；拔罐附分 10 min，灯灸项背部 15 min。针灸治疗 3 次后上症已明显缓解。

第四天针天柱、秉风、太阳（双），抑Ⅱ；拔罐肩外俞（双）10 min。

第五天针风池、曲恒、悬钟（双）抑Ⅱ；灯灸大椎部 15 min。

10 次为 1 疗程。治疗 1 个疗程后，基本痊愈。

17. 案例 17

何某某，女，35 岁。初诊日期：2012-8-27。

主诉：颈肩部疼痛，腰部酸胀不适 5 年余。

现病史：患者 5 年多来反复颈肩部疼痛，腰部酸胀不适，夜间睡眠差，梦多，白天精神差，无头晕头痛。曾经到多家医院治疗，疗效欠佳，特来就诊。症见：颈肩部疼痛，腰部酸胀不适；纳可寐差，二便调。

既往史：肾结石病史多年，否认高血压、糖尿病及冠心病病史。

检查：神清，表情尚自如；脊柱无畸形，脊柱呈小"S"形，颈曲变直，C2～C7、T10～L2棘突及其椎旁均有压痛，活动无明显受限；臂丛牵拉试验阴性，压颈试验阴性。胸腰椎正侧位片提示腰椎骨质增生。

中医诊断：项痹（气滞血瘀）。

西医诊断：①颈椎病；②肥大性脊柱炎。

治疗：第一天针天柱、环跳（左），抑Ⅰ；拔罐命门、大杼（左）10 min，灯灸项背部15 min。

第二天针天柱、环跳（右），抑Ⅰ。

第三天针新设、秩边（左），抑Ⅰ。

第四天针肩中俞、环跳（左），抑Ⅰ。

第五天针天柱、秩边（右），抑Ⅰ。症状已有减轻。

继续配合针肝俞、胆俞、脾俞、胃俞、大肠俞、昆仑、巨骨等穴位，运用抑Ⅰ型手法治疗，1个疗程后，症状基本消除。

按语：患者病程较短，予朱琏针灸手法治疗1个疗程又5次后，患者症状消失，痊愈。

18. 案例18

蔡某某，女，64岁。初诊日期：2011-8-15。

主诉：双手麻木1月余。

现病史：患者自诉1个月前因劳累出现双手麻木，第4、第5手指麻木为甚，遂于今日来诊。症见：双手麻木，第4、第5手指麻木为甚，无恶心呕吐，无心慌心悸，无恶寒发热；纳寐尚可，二便调。

既往史：既往无特殊。已绝经。

检查：神清，精神欠佳；心肺腹查体未见异常；颈曲变直，颈肌紧张，C1～C5棘间及棘旁压痛；叩顶试验（+），臂丛神经牵拉试验（+）。

辅助检查：血常规未见异常；颈椎片示C4～C6骨质增生，C5/6椎间盘变窄，项韧带钙化。

中医诊断：项痹（气滞血瘀）。

西医诊断：①颈椎病；②多发性末梢神经炎。

治疗：第一天针新义（双侧），抑Ⅱ。

继续以同法针灸治疗，10 天为 1 疗程，治疗 2 个疗程后，上症明显减轻。

按语：患者病程较短，予朱琏针灸手法治疗 2 个疗程又 1 次后，患者症状明显减轻。

19. 案例 19

邱某某，女，68 岁。初诊日期：2013-5-6。

主诉：右侧颈项及肩背部疼痛 10 年余。

现病史：10 年前无明显诱因下自觉右侧颈项及肩背部疼痛不适，为进一步诊治，遂到我院就诊。

既往史：2013 年 1 月中旬曾突发中风。有股骨头坏死、胃炎、胆囊炎、高血压病史。

检查：（2013 年 1 月于广西某大医院）行头颅 CT，提示脑部主动脉梗塞、硬化；血常规（－）、血脂（－）、血沉（－）。

中医诊断：项痹（气滞血瘀）。

西医诊断：①颈椎病；②中风后遗症。

治疗：第一天针天柱、秉风、新义（右侧），抑Ⅱ；拔罐大杼 10 min。

连续以同法针灸治疗，10 次为 1 疗程，治疗 1 个疗程后，右侧颈项及肩背部疼痛明显缓解，病愈。

20. 案例 20

蒋某，女，49 岁。初诊时间：2013-6-4。

主诉：反复颈项部酸痛 3 年余，再发加重 1 周。

现病史：患者自诉 3 年多前因劳累后出现颈项部酸痛，伴头晕胸闷。在广西某大医院检查示颈椎骨质增生。经正骨推拿等治疗，症状未见明显好转。1 周前因长时间伏案工作，颈项部疼痛明显，右腰部亦有疼痛僵硬感，患者恐病情加重，遂于今日来诊。

既往史：已绝经，否认药物过敏史。曾行阑尾切除术、宫颈切除术。

检查：神清，精神欠佳；心肺腹查体未见明显异常；颈肌紧张，C3 ～ C7 棘间及棘旁压痛；臂丛神经牵拉试验（－），叩顶试验（－）；腰肌紧张，L4/5 棘间及棘旁压痛，直腿抬高试验（－）。

辅助检查示：血常规未见明显异常；颈腰椎正侧位片示 C4 ～ C6 椎体

骨质增生，C4 左偏，L2 ～ L5 唇样骨赘，变尖如鹰嘴样。

中医诊断：项痹（气滞血瘀）。

西医诊断：①颈椎病；②腰椎骨质增生。

治疗：第一天针天柱、新义、环跳（右），抑Ⅰ；拔罐大杼（右）、腰阳关 10 min。

第二天针天柱、新义、环跳（右），抑Ⅰ；拔罐陶道、腰阳关 10 min。

第三天针新设、支沟、秩边（右），抑Ⅰ；拔罐肩外俞、大肠俞（双）10 min。上症减轻。

以同法继续治疗，9 天为 1 疗程，治疗 1 个疗程后，上症减轻，时有睡眠欠佳。

治疗 4 个疗程后，睡眠改善，颈肩部及腰部疼痛已大减。

治疗 6 个疗程后，睡眠改善，颈肩部及腰部疼痛已明显改善。

21. 案例 21

吴某某，男，47 岁。初诊时间：2013-8-15。

主诉：反复颈项部僵硬疼痛 8 年余。

现病史：患者自诉 8 年多前因劳累后出现颈项部僵硬疼痛，颈部活动受限，不能随意转动及俯仰。未到医院治疗，平日到保健店按摩，但症状未见好转，上症反复出现。患者为求针灸治疗，今日来诊。

既往史：有强直性脊柱炎病史，平日常见腰部僵硬，痠胀疼痛，否认药物过敏史。

检查：神清，精神欠佳，心肺腹查体未见明显异常。脊柱前屈后伸，侧弯和转动受限，胸廓活动度降低，颈曲变直，颈肌紧张，斜方肌（3+），菱形肌（3+），C3 ～ C7 棘间及棘旁压痛，臂丛神经牵拉试验（+ －），叩顶试验（－）；腰曲变直，腰肌紧张，腰方肌（3+），L4/L5 棘间及棘旁压痛，骶髂关节检查四字试验阳性；直腿抬高试验（－），加强征（－）。

辅助检查示：血常规、肾功能、血糖、血沉未见明显异常。颈腰椎正侧位片示：椎体骨质疏松和方形变，椎小关节模糊，椎旁韧带钙化及骨桥形成；C4 ～ C7 椎体椎间隙稍窄，L1 ～ L5，L5/S1 椎体密度增高，部分增生样改变。耻骨联合、坐骨结节和肌腱附着点呈高密度影。

中医诊断：项痹（肝肾阴虚）。

西医诊断：①颈椎病；②强直性脊柱炎。

治疗：第一天针天柱（双），抑Ⅰ；拔罐大杼（双）10 min。

以同法继续治疗，第二天针灸后，颈项部僵硬较前好转。9次为1疗程。

治疗2个疗程后，颈项部僵硬疼痛明显好转，腰痛较前明显好转。

22. 案例22

周某某，女，60岁。初诊时间：2013-10-31。

主诉：反复颈项部酸痛伴双手麻木4年余，加重1年。

现病史：患者自诉4年多前因劳累后出现颈项部酸痛伴双手麻木，无昏倒及半身不遂。近1年来加重，未予诊疗。近期双手麻木明显，夜寐时常因双手麻痛醒来，手指活动欠灵活，尤以手拿小物件时明显，患者恐病情加重，遂来诊。

既往史：已绝经，心肺腹查体未见明显异常。否认药物过敏史。

检查：神清，精神欠佳；心肺腹查体未见明显异常；颈肌紧张，C3～C7棘间及棘旁压痛；双臂丛神经牵拉试验（＋），叩顶试验（＋）。

辅助检查示：血常规未见明显异常；颈腰椎正侧位片示C4～C6椎体骨质增生，生理曲度变直，骨质疏松。

中医诊断：项痹（气滞血瘀）。

西医诊断：颈椎病。

治疗：第一天针天柱、合谷（双），抑Ⅱ；拔罐大杼（双）10 min。

以同法继续治疗，10次为1疗程，治疗2个疗程后，上症大为减轻。

23. 案例23

曾某某，男，52岁。初诊时间：2013-6-5。

主诉：反复右侧腰腿牵扯样疼痛半月余。

现病史：患者自诉半个月前因久坐劳累后出现右侧腰腿牵扯样疼痛，逐日加重，行走多后，上症加重，未予影像学检查。曾行正骨推拿手法治疗，症状未见明显缓解。患者要求行针灸治疗，遂来诊。

既往史：有颈椎病，眩晕病史，平日常有颈肩部酸胀、疼痛及眩晕发作。否认药物过敏史。

检查：神清，精神欠佳；心肺腹查体未见明显异常；脊柱呈"S"形畸形，颈肌紧张，C3～C7棘间及棘旁压痛；臂丛神经牵拉试验（－），叩顶试验（－），腰肌紧张，L3～S1棘间及棘旁压痛；右直腿抬高试验（＋）。

辅助检查示：颈胸腰椎正侧位片示脊柱呈"S"形，C4棘突偏向左，C5～C6棘突偏向右，胸椎呈C字形向右歪，L3/4、L4/5椎间盘变窄，椎间盘病变，L4～L5椎体轻度增生。

中医诊断：项痹（气滞血瘀）。

西医诊断：①颈椎病；②腰椎间盘突出症；③脊柱轻度畸形。

治疗：第一天针天柱、环跳（右），抑Ⅰ；拔罐大椎、腰阳关10 min。

第二天针新设、环跳（左），抑Ⅰ；拔罐大杼（左）10 min。

以同法继续治疗，10次为1疗程。治疗1个疗程后，上症大为减轻。治疗4个疗程后，上症基本消失。

24. 案例24

农某某，女，71岁。初诊时间：2013-11-14。

主诉：左侧耳鸣伴左后枕部疼痛2个月。

现病史：患者自诉2个月前无明显诱因下突然出现左耳出风样及口哨音。曾在外院治疗（具体不详），症状未见明显缓解，现听力已有下降，特来就诊。

既往史：有颈椎病病史，常有颈肩部酸胀、疼痛。

检查：神清，精神欠佳，左耳听力下降；心肺腹查体未见明显异常，颈肌紧张，C3～C7棘间及棘旁压痛；臂丛神经牵拉试验（－），叩顶试验（－）。

辅助检查示：血常规未见明显异常；颈椎正侧位片示生理曲度变直，颈椎椎体骨质疏松，C4～C6椎体骨质增生，变尖，边缘硬化，钩突变尖，颈椎相邻椎间隙变窄。

中医诊断：项痹（气滞血瘀）。

西医诊断：①颈椎病；②神经性耳鸣。

治疗：第一天针足三里（双侧）、听宫（左），抑Ⅱ；灸神阙10 min。

以同法继续治疗，10次为1疗程。治疗1个疗程后，颈肩部酸胀疼痛明显好转，左耳耳鸣较前明显改善。

25. 案例25

王某某，女，66岁。初诊时间：2013-11-8。

主诉：反复右颈肩部疼痛，伴右手麻木 2 年余。

现病史：患者自诉 2 年前因劳累后出现右颈肩部疼痛，伴右手麻木。曾到某医院治疗，症状未见明显好转，上症反复出现。患者为求针灸治疗，遂来诊。

既往史：有高脂血症、风湿性关节炎病史，否认药物过敏史。曾行阑尾切除术、宫颈切除术。

检查：神清，精神欠佳；心肺腹查体未见明显异常；颈肌紧张，C3 ～ C7 棘间及棘旁压痛；臂丛神经牵拉试验（－），叩顶试验（－）；腰肌紧张，L4/5 棘间及棘旁压痛，直腿抬高试验（－）。

辅助检查示：血常规、肾功能、血糖、血沉未见明显异常；颈腰椎正侧位片示颈曲变直，C5 椎体前下缘、C4 ～ C5 钩突增生变尖、C5/6 椎间隙稍窄血脂示：TC（总胆固醇）5.55 mmol/L。

中医诊断：项痹（气虚血瘀）。

西医诊断：①颈椎病；②高脂血症。

治疗：第一天针天柱、新义、合谷（右），抑 II；拔罐大杼（右）10 min。

以同法继续治疗，针灸 6 次后，颈项部僵硬较前好转。

26. 案例 26

邓某某，女，48 岁。初诊时间：2013-11-22。

主诉：反复颈腰部酸胀、疼痛，头晕，手麻 8 年余。

现病史：患者自诉 8 年多前因劳累后出现颈腰部酸胀、疼痛，头晕，手麻，无昏倒和半身不遂。曾在外院多次经针灸手法复位等治疗，症状未见明显缓解，病情反复。患者今日来诊，要求行针灸治疗。

既往史：近来见胸部闷痛，体检示高脂血症，脂肪肝，慢性咽炎。否认药物过敏史。

检查：神清，精神欠佳；心肺腹查体未见明显异常；颈肌紧张，C3 ～ C7 棘间及棘旁压痛；臂丛神经牵拉试验（－），叩顶试验（－）。

辅助检查示：血常规未见明显异常；颈腰椎正侧位片示 C3 ～ C5 椎体上下角偏，L1 ～ L5 椎体骨质增生、变尖、边缘硬化。

中医诊断：项痹（气滞血瘀）。

西医诊断：①颈椎病；②腰椎骨质增生。

治疗：第一天针天柱、环跳（右），抑Ⅰ；拔罐大杼（右）、腰阳关 10 min。

以同法继续治疗，10 次为 1 疗程。治疗 2 个疗程后，上症已大为减轻。

27. 案例 27

苏某，女，43 岁。初诊日期：2013-4-23。

主诉：颈项肩背部疼痛 1 个月。

现病史：患者自诉 1 个月前因长时间伏案工作而劳累，出现颈项肩背部疼痛，后在区内某大医院行 DR 示 C5 ～ C7 骨质增生，以及 C5/6、C6/7 椎间隙变窄，经推拿等治疗，症状稍好转。患者为求针灸治疗，遂于今日来诊。症见：颈项肩背部疼痛，无头晕手麻，无恶心呕吐，无心慌心悸，无恶寒发热；纳寐尚可，二便调。近期体重未见明显减轻。

既往史：既往无特殊。否认药物过敏史。平素月经规律，量、色、质正常。末次月经：2013-4-10。

检查：神清，精神尚可，心肺腹查体未见异常；颈曲变直，颈肌紧张，C3 ～ C7 棘间及棘旁压痛；叩顶试验（－），臂丛神经牵拉试验（±）。

辅助检查：行 DR 示 C5 ～ C7 骨质增生，C5/6、C6/7 椎间隙变窄。

中医诊断：项痹（气滞血瘀）。

西医诊断：颈椎病。

治疗：第一天针天柱、大杼（双侧），抑Ⅰ；拔罐附分（双侧）10 min。

第二天针新设、秉风、风门（右侧），抑Ⅰ；拔罐附分（双侧）10 min。

第三天针肩中俞、新义（双侧），抑Ⅰ；灸肩中俞（上背部）15 min。

继续以同法针灸治疗，9 天为 1 疗程。治疗 5 个疗程后，颈项部僵硬疼痛基本好转。

28. 案例 28

唐某某，男，47 岁。初诊时间：2013-12-23。

主诉：右颈肩臂疼痛，举臂困难 1 月余。

现病史：患者自诉 1 个多月前因劳累后出现右颈肩臂部牵扯样疼痛，举臂困难。曾到外院治疗，症状未见明显改善，服用戴芬，疼痛亦未见缓解。今日患者为求针灸治疗，遂来诊。

既往史：既往体健，否认药物过敏史。

检查：神清，心肺腹查体未见异常；颈曲稍变直，颈肌紧张，C3～C7、T1～T3棘间及棘旁压痛；臂丛神经牵拉实验（－），叩顶试验（－），右肩关节周围压痛，活动轻度受限。

辅助检查示：血常规未见明显异常。

中医诊断：项痹（气滞血瘀）。

西医诊断：①颈椎病；②肩周炎。

治疗：第一天针新设、秉风、肩髃（右），抑Ⅱ；拔罐大柱（右）10 min。

继续以上法治疗，共6次，上症大为好转，

29. 案例 29

雷某某，女，27岁。初诊日期：2013-10-24。

主诉：反复颈项部僵硬疼痛4个月。

现病史：患者自诉4个月前因长时间伏案工作而劳累，出现颈项部疼痛、僵硬感，后在广西多家医院住院治疗并行正骨推拿手法，症状未见明显好转，颈项部僵硬疼痛反复出现。患者为求针灸治疗，遂来诊。症见：颈项部僵硬疼痛，偶有头晕手麻，无恶心呕吐，无心慌心悸，无恶寒发热；纳寐尚可，二便调。发病以来，体重未见明显减轻。

既往史：既往无特殊。有头孢类过敏史。平素月经规律，量、色、质正常。末次月经：2013-10-10。

检查：神清，精神欠佳，心肺腹查体未见异常；颈曲变直，颈肌紧张，C1～C5棘间及棘旁压痛；叩顶试验（＋），臂丛神经牵拉试验（＋）。

辅助检查：血常规未见异常；我院颈椎CT示C1/2、C2/3、C3/4椎间盘脱出。

中医诊断：项痹（气滞血瘀）。

西医诊断：①颈椎病；②强直性脊柱炎。

治疗：第一天针天柱、大杼（双侧），抑Ⅰ；拔罐肩外俞（双侧）10 min。

第二天针新设、风门（双侧），抑Ⅰ；拔罐陶道10 min。

连续治疗2次后，继续以同法针灸治疗，10次为1疗程。治疗6次后，颈项部僵硬疼痛明显好转。

30. 案例 30

陈某某，男，36 岁。初诊时间：2010-12-13。

主诉：右手臂麻痛 1 个月余。

现病史：患者 1 个多月前因开车久坐后出现右手臂麻痛，曾在南宁市某医院诊治，诊断为颈椎病。经针灸等治疗，症状未见明显缓解。今日患者为求针灸治疗，遂来诊。

既往史：既往无特殊；否认药物过敏史。

检查：神清，心肺腹查体未见异常，颈曲稍变直，颈肌紧张，C2～C6 右侧棘旁压痛，右臂丛神经牵拉实验（+），叩顶试验（－）。

辅助检查示：血常规未见明显异常；颈椎片示颈椎骨质增生。

中医诊断：项痹（气滞血瘀）。

西医诊断：颈椎病。

治疗：第一天针巨骨、新义、合谷（右），抑Ⅱ；拔罐附分（右）10 min；神灯灸背部 15 min。

以同法继续治疗，10 次为 1 疗程。治疗 1 个疗程后，上症大减。

第十二天针肩中俞、臑俞、新义（右），抑Ⅱ；拔罐附分（右）10 min；灯灸右肩部 15 min。

以同法继续治疗，治疗 1 个疗程又 3 次后，上症大减。

31. 案例 31

蒙某，女，39 岁。初诊日期：2011-3-30。

主诉：右手麻痛半个月。

现病史：患者自诉半个月前因长期劳累，出现颈右上肢麻痛，如抽筋状，针刺样疼痛，甚则夜间不能入睡。患者为求针灸治疗，遂来诊。症见：右上肢麻痛，无恶心呕吐，无心慌心悸，无恶寒发热；纳寐尚可，二便调。

既往史：颈椎病病史。

检查：神清，精神欠佳，心肺腹查体未见异常；颈曲变直，颈肌紧张，C1～C5 棘间及棘旁压痛；叩顶试验（－），右臂丛神经牵拉试验（+）。

辅助检查：血常规未见异常；颈椎正侧位片示 C5 骨质增生，颈椎病。

中医诊断：项痹（气滞血瘀）。

西医诊断：颈椎病。

治疗：第一天针天柱、合谷（右侧），抑Ⅰ；拔罐大杼（右侧）10 min。

继续以同法针灸治疗，10 次为 1 疗程。治疗 3 个疗程后，上症明显好转。

32. 案例 32

梁某某，男，74 岁。初诊时间：2011-8-26。

主诉：颈项部连及背脊部疼痛 20 余天。

现病史：患者 20 余天前因吹空调后出现颈项部连及背脊部疼痛，曾在外院住院治疗，诊断为高血压病 3 级（极高危组）、高血压性心脏病、心律失常 - 房颤、心功能Ⅱ级、高同型半胱氨酸血症、颈椎病，经输液、理疗等治疗，症状未见明显改善。今日患者为求针灸治疗，遂来诊。

既往史：有高血压病 3 级（极高危组）、高血压性心脏病、心律失常 - 房颤、心功能Ⅱ级、高同型半胱氨酸血症病史，否认药物过敏史。

检查：神清，心肺腹查体未见异常；颈曲稍变直，颈肌紧张，C3～C7、T1～T5 棘间及棘旁压痛；臂丛神经牵拉实验（－），叩顶试验（－）。

辅助检查示：血常规未见明显异常；颈椎 CT 示颈椎退变，颈椎骨质增生，C4/5 椎间盘突出，C4/7 骨质增生。

中医诊断：项痹（气滞血瘀）。

西医诊断：①颈椎病；②胸椎后关节紊乱。

治疗：第一天针大杼（双），抑Ⅰ；拔罐附分（双）10 min。

继续以同法治疗，10 次为 1 疗程。治疗 1 个疗程后，症状大减。

33. 案例 33

陆某某，女，28 岁。初诊时间：2011-9-13。

主诉：头晕、头痛，右颈项部疼痛半个月。

现病史：患者半个月前因劳累出现头晕、头痛，右颈项部疼痛，伴恶心呕吐、目眩，曾在外院诊治，诊断为眩晕、颈椎病，经输液等治疗，症状未见缓解。今日患者为求针灸治疗，遂来诊。

既往史：有胃肠炎、胆汁反流性胃炎病史，否认药物过敏史。

检查：神清，心肺腹查体未见异常；颈曲稍变直，颈肌紧张，C1～C7

棘间及棘旁压痛；臂丛神经牵拉实验（－），叩顶试验（－）。

辅助检查：血常规未见异常；颈椎正侧位片示颈曲变直，C4稍后突。

中医诊断：项痹（气滞血瘀）。

西医诊断：颈椎病。

治疗：第一天针风池、太阳、足三里（右），抑Ⅰ；拔罐大杼（右）10 min。

以同法治疗3天，症状大减。

34. 案例 34

麦某，男，48岁。初诊时间：2011-9-16。

主诉：反复颈项部疼痛5年。

现病史：患者5年前因劳累出现颈项部疼痛，左侧为甚，且有畏寒感，未经系统治疗，仅疼痛明显时到保健店经按摩治疗，症状未见明显好转。今仍见颈项部疼痛，疼痛偶有扩散至头枕部及肩背部，患者为求针灸治疗，遂来诊。

既往史：有颈椎病病史，否认药物过敏史。

检查：神清，心肺腹查体未见异常；颈曲稍变直，颈肌紧张，C1～C7棘间及棘旁压痛；臂丛神经牵拉实验（－），叩顶试验（－）。

辅助检查：血常规未见异常；颈椎正侧位片示颈曲变直，C7横突长，呈颈肋。

中医诊断：项痹（气滞血瘀）。

西医诊断：颈椎病。

治疗：第一天针天柱（双），抑Ⅰ；拔罐肩外俞（双）10 min；神灯灸上背部15 min。

以同法治疗3天，症状大减。

35. 案例 35

谢某某，男，42岁。初诊日期：2013-4-15。

主诉：颈肩背部疼痛伴右手麻木1个月。

现病史：患者自诉1个月前因长期久坐开车而劳累，出现颈项部酸胀疼痛，渐向右肩背部扩散，伴右手臂麻木，动作不灵活。在外院行颈椎CT示颈椎退行性变，C3/4、C4/5椎间盘突出，颈椎骨质增生，项韧带钙化，两侧筛窦及右侧蝶窦炎症。经放血等疗法，症状未见明显好转。患者为求针灸治疗，遂于今日来诊。症见：颈肩背部疼痛伴右手麻木，无恶心呕吐，无心慌心悸，无恶寒发热；纳寐尚可，二便调。

既往史：腰椎间盘突出症病史。

检查：神清，精神欠佳，心肺腹查体未见异常；颈曲变直，颈肌紧张，C1～C5棘间及棘旁压痛；叩顶试验（＋），臂丛神经牵拉试验（＋）。

辅助检查：血常规未见异常；颈椎与胸椎CT示C3/4、C4/5椎间盘突出，颈椎病。

中医诊断：项痹（气滞血瘀）。

西医诊断：颈椎病。

治疗：第一天针天柱、巨骨、新义、肩髃（右侧），抑Ⅰ；拔罐附分（右侧）10 min。

第二天针新设、秉风、支沟（右侧），抑Ⅰ；拔罐肩髃（右侧）10 min。

第三天针新设、秉风、支沟（右侧），抑Ⅰ；拔罐肩髃（右侧）10 min。

继续以同法针灸治疗，9次为1疗程。治疗2个疗程后，上症明显好转。

36. 案例36

陆某某，女，35岁。初诊时间：2012-1-27。

主诉：右颈肩臂疼痛伴手麻3年。

现病史：患者3年前因劳累出现右颈肩臂疼痛伴手麻，曾在外院诊断为颈椎病，多次经针灸、推拿手法等治疗，症状未见明显改善，症状反复出现。患者为求针灸治疗，遂来诊。

既往史：无特殊，否认药物过敏史。

检查：神清，心肺腹查体未见异常；颈曲稍变直，颈肌紧张，C3～C7、T1～T3棘间及棘旁压痛；臂丛神经牵拉实验（－），叩顶试验（－）。

辅助检查示：血常规未见明显异常；颈椎正侧位片示颈椎退变，颈椎骨质增生，C4/5、C6/7椎间盘变性，项韧带钙化，C4/5、C6/7椎间盘前方高密度灶，前纵韧带钙化灶。

中医诊断：项痹（气滞血瘀）。

西医诊断：颈椎病。

治疗：第一天针天柱、新义（右），抑Ⅰ；拔罐附分（右）10 min。

以同法治疗 6 天，症状大减。

37. 案例 37

陈某某，女，57 岁。初诊时间：2012-2-23。

主诉：右颈项部连及肩臂部疼痛，右手麻木，右侧腰腿部牵扯样疼痛 2 月余。

现病史：患者 2 个多月前因劳累后出现右颈项部连及肩臂部疼痛，右手麻木，右侧腰腿部牵扯样疼痛。曾在外院住院诊断为颈椎病、L4/5 腰椎间盘突出症，经手术等治疗后，症状未见明显改善，仍有右腰腿部疼痛。患者为求针灸治疗，遂来诊。

既往史：有甲亢病史 4 年，现服药治疗；否认药物过敏史。

检查：神清，表情时而痛苦；心肺腹查体未见异常；颈曲稍变直，颈肌紧张，C2～C6 右侧棘旁压痛，右手臂触痛觉稍迟钝，L3～L5 右侧棘旁压痛，右坐骨神经径路上均有压痛；右臂丛神经牵拉实验（＋），叩顶试验（－），右直腿抬高实验（＋）。

辅助检查示：血常规未见明显异常。

中医诊断：项痹（气滞血瘀）。

西医诊断：①颈椎病；②腰椎间盘突出症术后。

治疗：第一天针天柱、外关、环跳（右），抑 I；神灯灸腰部 15 min。

以同法继续治疗 3 天。

第四天针天柱、新义、环跳（右），抑 I；拔罐大肠腧（双）10 min。

以同法继续治疗 4 天。

第八天针秩边、新设、外关（右），抑 I；拔罐腰阳关 10 min。

以同法继续治疗 2 天。

第十一天针环跳、新设、合谷（右），抑 I。

第十二天针秩边、天柱、支沟（右），抑 I。

第十三天针大肠俞（双）、新设、新义、后溪（右），抑 I。上症大减。

38. 案例 38

陈某某，女，52 岁。初诊时间：2012-5-28。

主诉：右手麻木半年。

现病史：患者半年前因劳累出现右手麻木，颈部僵硬，活动欠灵活。

曾在外院诊断为颈椎病，经针灸等治疗，症状未见目眩缓解。患者为求针灸治疗，遂来诊。

既往史：有神经性耳聋 10 年，有庆大霉素过敏史。

检查：神清，心肺腹查体未见异常；颈曲稍变直，颈肌紧张，C1 ～ C7 棘间及棘旁压痛，臂丛神经牵拉实验（－），叩顶试验（－）。

辅助检查：血常规未见异常；头颅与颈椎 CT 示 C4/5、C6/7 椎间盘膨出，C4 ～ C6 骨质增生。

中医诊断：项痹（肝肾阴虚）。

西医诊断：①颈椎病；②神经性耳聋。

治疗：第一天针天柱、听宫（双），抑Ⅱ。

第二天针新设、听会（双），抑Ⅱ。

第三天针风池、耳门（双），抑Ⅱ；拔罐大杼（双）10 min。

第四天针天柱、听宫（双）、外关（右），抑Ⅱ；拔罐陶道 10 min。上症减轻。

第五天针新设、听会（双）、支沟（右），抑Ⅱ。

第六天针天柱、耳门（双）、中渚（右），抑Ⅱ。

第七天针风池、听宫（双）、合谷（右），抑Ⅱ。

第八天针天柱、听会（双）、养老（右），抑Ⅱ。上症大减。

39. 案例 39

李某，女，64 岁。初诊时间：2012-5-16。

主诉：颈项部连及肩背部疼痛半年多。

现病史：患者半年前因劳累后出现颈项部连及肩背部疼痛。曾在外院检查诊断为颈椎病，经针灸治疗，症状未见明显改善。患者为求针灸治疗，遂来诊。

既往史：有 2 型糖尿病病史，否认药物过敏史。

检查：神清，心肺腹查体未见异常，颈曲稍变直，颈肌紧张，C3 ～ C7、T1 ～ T5 棘间及棘旁压痛，臂丛神经牵拉实验（－），叩顶试验（－）。

辅助检查：血常规未见明显异常；空腹血糖 13.56 mmol/L，餐后 2 小时血糖 24 mmol/L。

中医诊断：项痹（气滞血瘀）。

西医诊断：①颈椎病；②2型糖尿病。

治疗：第一天针天柱（双），抑I；拔罐大杼（双）10 min。

第二天针新设（双），抑I；拔罐附分（双）10 min。

第三天针肩中俞（双），抑I；拔罐身柱（双）10 min，症状已大减。

40.案例40

戴某，女，46岁。初诊时间：2012-7-11。

主诉：右颈肩部疼痛伴头部放射痛2个月。

现病史：患者2个月前因劳累过度后出现右颈肩部疼痛伴头部放射痛、头晕、目眩。曾在外院诊治，诊断为颈椎病，经推拿正骨等治疗，症状未见明显缓解，上症反复出现。现患者仍症状明显，患者为求针灸治疗，遂来诊。

既往史：有咽炎、附件炎、乳腺小叶增生、高血压病病史；否认药物过敏史。

检查：神清，表情时而痛苦，心肺腹查体未见异常；颈曲稍变直，颈肌紧张，C2～C6右侧棘旁压痛；右臂丛神经牵拉实验（＋），叩顶试验（－）。

辅助检查：血常规未见明显异常。

中医诊断：项痹（气滞血瘀）。

西医诊断：颈椎病。

治疗：第一天针天柱、新义（右），抑I；拔罐大杼（右）10 min。

第二天针新设、秉风（右），抑I；拔罐附分（右）10 min。

第三天针肩中俞、巨骨（右），抑I；拔罐附分（右）10 min。

第四天针天柱、秉风（右）、印堂，抑I；拔罐附分（右）10 min。上症大减。

41.案例41

李某某，男，42岁。初诊时间：2012-11-26。

主诉：反复颈项部疼痛伴头晕、胸闷、心慌、失眠5年。

现病史：患者5年前因玩电脑熬夜劳累过度后出现颈项部疼痛，伴头晕、腰背部发紧。曾在多家医院住院治疗，诊断为颈椎病、高血压病2级

（极高危组）、神经官能症，治疗后症状未见明显改善，并伴胸闷、心悸、失眠、血压升高，最高达 160/100 mmHg，服降压药控制欠佳。现患者仍症状明显，为求针灸治疗，遂来诊。

既往史：有胆石症病史，常发胆绞痛；否认药物过敏史。

检查：神清，表情时而痛苦，心肺腹查体未见异常；颈曲稍变直，颈肌紧张，C2～C6 右侧棘旁压痛，右手臂触痛觉稍迟钝，L3～L5 右侧棘旁压痛，右坐骨神经径路上均有压痛；右臂丛神经牵拉实验（＋），叩顶试验（－），右直腿抬高实验（＋）。

辅助检查：血常规未见明显异常。

中医诊断：项痹（气滞血瘀）。

西医诊断：①颈椎病；②高血压病 2 级（极高危组）；③神经官能症；④胆石症 – 胆绞痛。

治疗：第一天针足三里（双）、印堂，抑Ⅰ；神灯灸神阙 15 min。

第二天针天柱、太阳（右）、胆腧（双），抑Ⅰ；拔罐意舍（双）10 min。

第三天针脾俞（双）、天柱、悬钟（左侧），抑Ⅰ。

第四天针环跳、风池（右）、印堂，抑Ⅰ。胆绞痛大减。

以同法继续治疗，10 次为 1 疗程。治疗 1 个疗程又 6 天后，上症大减。

42. 案例 42

肖某，女，47 岁。初诊时间：2012-12-11。

主诉：颈项部疼痛、头晕、眼花伴血压升高 2 个月。

现病史：患者 2 个月前因劳累后出现颈项部疼痛、头晕、眼花伴血压升高。曾住院治疗，诊断为颈椎病、高血压病，经输液等治疗，症状未见明显缓解，上症反复出现。现患者仍症状明显，患者为求针灸治疗，遂来诊。

既往史：有颈椎病、腰椎间盘突出症、高血脂 – 高粘血症病史；否认药物过敏史。

检查：神清，表情时而痛苦，心肺腹查体未见异常；颈曲稍变直，颈肌紧张，C2～C6 右侧棘旁压痛；右臂丛神经牵拉实验（＋），叩顶试验（－）。

辅助检查：血常规未见明显异常。

中医诊断：项痹（肝肾阴虚）。

西医诊断：①颈椎病；②腰椎间盘突出症；③高血压病。

治疗：第一天针天柱、环跳（右），抑Ⅰ；拔罐大杼（右）10 min。

第二天针新设、秩边（右）、印堂，抑Ⅰ；拔罐腰阳关（右）10 min。
上症好转。

43. 案例 43

玉某，女，53 岁。初诊日期：2012-12-10。

主诉：颈项部疼痛、左手发抖 8 年余。

现病史：患者自诉 8 年多前因劳累，出现颈项部疼痛、左手发抖。在
外院行颈椎 CT 及胸片示颈椎病、胸椎后关节紊乱。曾多次住院治疗，症
状未见明显好转。患者为求针灸治疗，遂于今日来诊。症见：颈项部疼痛，
左手发抖，无恶心呕吐，无心慌心悸，无恶寒发热；纳寐尚可，二便调。

既往史：2 年前诊断腰椎间盘突出症，腰部伴左腿麻痛；有子宫肌瘤、
急性肠炎病史。

检查：神清，精神欠佳，心肺腹查体未见异常；颈曲变直，颈腰肌紧
张，C1 ～ C5 棘间及棘旁压痛；叩顶试验（－），臂丛神经牵拉试验（＋），
L3 ～ S1 棘间及棘旁压痛，左直腿抬高试验（＋）。

辅助检查：血常规未见异常；颈腰椎 CT 及胸部 X 线片示颈椎病、腰
椎间盘突出。

中医诊断：项痹（肝肾阴虚）。

西医诊断：颈椎病。

治疗：第一天针天柱、新义、环跳（左侧），抑Ⅰ；拔罐大杼（左侧）
10 min。

第二天针新设、曲池、秩边（左侧），抑Ⅰ；拔罐肩中俞（左侧）
10 min；灸腰部 15 min。

第三天同上。

第四天针新设、新义、环跳（左侧），抑Ⅰ。

第五天针天柱、四渎、环跳（左侧）、印堂，抑Ⅰ；拔罐大杼（左侧）
10 min。

第六天针环跳（左侧）、气海俞（双侧）、天柱、合谷（左），抑Ⅰ；拔罐腰阳关、大杼 min。

治疗 6 天后，上症大减。

44. 案例 44

雷某某，男，49 岁。初诊时间：2013-3-11。

主诉：右颈项部连及头肩背部疼痛 1 月余。

现病史：患者 1 个多月前因劳累后出现右颈项部连及头肩背部疼痛。曾在外院诊治，诊断为颈椎病，经针灸等治疗，症状未见明显缓解。患者为求针灸治疗，遂来诊。

既往史：有面瘫病史；否认药物过敏史。

检查：神清，心肺腹查体未见异常；颈曲稍变直，颈肌紧张，C2～C6 棘间及棘旁压痛；右臂丛神经牵拉实验（－），叩顶试验（－）。

辅助检查示：血常规未见明显异常；颈椎片示颈曲变直，寰枢椎中心关节间隙左宽右窄，C6 椎体前下脚变尖，C5/6 椎间隙变窄，颈椎病，寰枢关节半脱位。

中医诊断：项痹（气滞血瘀）。

西医诊断：颈椎病。

治疗：第一天针天柱、秉风、太阳（右），抑Ⅰ；拔罐附分（右）10 min。

第二天针新设、巨骨（右），抑Ⅰ；拔罐肩外俞（右）10 min；神灯灸右上背部 15 min。

第三天针风池、肩井、新义（右），抑Ⅰ；拔罐附分（右）10 min。

以同法继续治疗 3 天，上症大减。

45. 案例 45

陈某某，男 51 岁。初诊时间：2013 年 10 月 11 日。

主诉：颈项部连及头肩背部疼痛 1 月余。

现病史：患者由于长时间伏案工作，1 个月前因劳累后出现颈项部连及头肩背部疼痛，曾在外院诊治，诊断为"颈椎病"，经针灸、热敷、理疗等治疗，症状未见明显缓解。患者经人介绍，为求针灸治疗，遂来诊。

既往史：有高血压病史，长期服药，目前血压控制平稳；否认药物过敏史。

查体：神清，心肺腹查体未见异常，颈曲稍变直，颈肌紧张，C2～C6棘间及棘旁压痛，颈部前屈、后仰困难，旋转部分受限，臂丛神经牵拉实验（－），叩顶试验（－）。

辅助检查示：血常规未见明显异常；颈椎CT片示颈曲变直，C3～C6椎体前下脚变尖，C5/6椎间隙变窄，颈椎病，颈椎骨质增生，后纵韧带肥厚并钙化。

诊断：①颈椎病；②后纵韧带肥厚并钙化。

治疗：第一天针天柱、新设（双），抑Ⅰ；拔罐附分10 min。

第二天针新设、巨骨（双），抑Ⅰ；拔罐肩外俞（双）10 min；神灯灸后背部15 min。

第三天针风池、大杼、新义（双），抑Ⅰ；拔罐附分10 min。

以同法继续治疗三天，上症大减。

46. 案例 46

赵某，女，48岁。初诊时间：2013-4-24。

主诉：右颈项部连及肩背部疼痛1周。

现病史：患者1周前因劳累出现右颈项部连及肩背部疼痛，颈项部活动受限，经休息症状未能缓解。患者为求针灸治疗，遂来诊。

既往史：有颈椎病病史，否认药物过敏史。

检查：神清，心肺腹查体未见异常；颈曲稍变直，颈肌紧张，C1～C7棘间及棘旁压痛；臂丛神经牵拉实验（－），叩顶试验（－）。

辅助检查：无。

中医诊断：项痹（气滞血瘀）。

西医诊断：颈椎病。

治疗：第一天针天柱、秉风、新义（右），抑Ⅰ；拔罐肩外俞（右）10 min。症状较前稍好转。

以同法治疗3天，症状大减。

第五天（患者吹空调后右颈肩部有些疼痛）针大杼、秉风、新义（右），抑Ⅰ；拔罐附分（右）10 min；神灯灸局部15 min。

以上法继续治疗2天，上症大减。

47. 案例 47

罗某某，女，42岁。初诊时间：2012-7-11。

主诉：右颈肩部疼痛伴耳鸣半年。

现病史：患者半年前因伏案工作劳累过度后出现右颈项部疼痛，渐向肩背部扩散，右侧耳鸣。长期经推拿等治疗，症状未见明显缓解，上症反复出现。患者为求针灸治疗，遂来诊。

既往史：有慢性支气管炎、哮喘病史；否认药物过敏史。

检查：神清，心肺腹查体未见异常；颈曲稍变直，颈肌紧张，C2～C6右侧棘旁压痛；右臂丛神经牵拉实验（＋），叩顶试验（－）。

辅助检查：血常规未见明显异常；颈椎正侧位片示颈曲变直，C4、C5后突，骨质增生，项韧带钙化；腰椎CT示L5/S1椎间盘向右后方突出，相应硬膜囊受压。

中医诊断：项痹（气滞血瘀）。

西医诊断：①颈椎病；②腰椎间盘突出症。

治疗：第一天针天柱、秉风、听宫、新义（右），抑Ⅱ；拔罐肩外俞（右）10 min。

第二天针新设、巨骨、听会、曲池（右），抑Ⅱ；拔罐大杼（右）10 min。

第三天针天柱、环跳（右），抑Ⅱ；拔罐肩外俞（右）10 min。

以同法继续治疗，10次为1疗程。治疗1个疗程又3次后，上症大减。

48. 案例 48

陈某某，女，65岁。初诊日期：2013-5-2。

主诉：右颈肩部疼痛10余年，再发7天。

现病史：患者自诉10余年前因劳累出现右颈肩部疼痛，渐向背部扩散。曾在外院行颈椎片示颈椎病。经针灸等治疗，症状好转。近7天来劳累后上症再发，患者为求针灸治疗，遂于今日来诊。症见：右颈肩部疼痛，无头晕手麻，无恶心呕吐，无心慌心悸，无恶寒发热；纳寐尚可，二便调。

既往史：2年前诊断腰椎间盘突出症，腰部伴左腿麻痛；有子宫肌瘤、急性肠炎病史。

检查：神清，精神欠佳，心肺腹查体未见异常；颈曲变直，颈腰肌紧张，C1 ～ C5 棘间及棘旁压痛；叩顶试验（－），臂丛神经牵拉试验（＋），L3 ～ S1 棘间及棘旁压痛，左直腿抬高试验（＋）。

辅助检查：血常规未见异常；颈椎正侧位片示 C3 ～ C6 椎间隙变窄。

中医诊断：项痹（气滞血瘀）。

西医诊断：颈椎病。

治疗：第一天针天柱、新义、秉风（右侧），抑Ⅰ；拔罐大杼（右侧）10 min。

以同法继续治疗，10 次为 1 疗程。治疗 1 个疗程又 2 次后，上症大减。

49. 案例 49

李某，女 62 岁，初诊日期：2013-10-22。

主诉：右侧颈肩部疼痛 8 年余，近日再发，右肩关节活动困难已 10 天。

现病史：患者自诉 8 年多前因劳累，出现右颈肩部疼痛，渐向背部扩散，曾在外院检查，颈椎片示颈椎病。经针灸治疗，症状好转。10 天前因劳累后上症再发，并出现并右肩关节活动困难，患者为求针灸治疗，遂于今日来诊。症见：颈肩部疼痛，右肩关节活动困难，无头晕手麻，无恶心呕吐，无心慌心悸，无恶寒发热，纳寐尚可，二便调。

既往史：高血压病、糖尿病病史多年，目前血压、血糖控制平稳。

体格检查：神清，精神欠佳，心肺腹查体未见异常；颈曲变直，颈肌紧张，C3 ～ C6 棘间及棘旁压痛，叩顶试验（－），臂丛神经牵拉试验（＋），右肩关节前举、后伸、外展受限。

辅助检查：血常规未见异常；颈椎正侧位片示：C3 ～ C6 椎间隙变窄。

诊断：①颈椎病；②右肩周炎。

治疗：第一天针新设、新义、肩髃、秉风（右侧），抑Ⅰ；拔罐大杼（右侧）10 min。

以同法继续治疗。10 次为 1 疗程，治疗 1 个疗程又 2 次后，上症大减。

50. 案例 50

于某某，女 45 岁，初诊日期：2013 年 11 月 24 日。

主诉：反复颈项部僵硬疼痛 4 年余。

现病史：患者自诉 4 年前因长时间伏案工作而劳累，出现颈项部疼痛、僵硬感，后在广西某大医院住院治疗（具体不详），并在某正规医院行正骨推拿、手法理疗等，症状好转不明显，颈项部僵硬疼痛反复出现。患者为求针灸治疗，遂于今日来诊。症见：颈项部僵硬疼痛，偶有头晕手麻，无恶心呕吐，无心慌心悸，无恶寒发热，纳寐尚可，二便调。发病以来，体重未见明显减轻。

既往史：有头孢类过敏史。平素月经规律，量、色、质正常。末次月经时间为 2013 年 11 月 12 日。

体格检查：神清，精神欠佳，心肺腹查体未见异常；颈曲变直，颈肌紧张，C3 ~ C5 棘间及棘旁压痛，叩顶试验（+），臂丛神经牵拉试验（+），颈肌紧张，双侧胸锁乳突肌及斜方肌紧张。

辅助检查：血常规未见异常；颈椎 CT 示：C2/3、C3/4、C5/6 椎间盘脱出。

诊断：①颈椎病；②痉挛性斜颈？。

治疗：第一天针天柱、天牖、大杼（双侧），抑 I；拔罐肩外俞（双侧）10 min。

第二天针风池、新设、肩中俞（双侧），抑 I；拔罐陶道 10 min。

连续治疗 2 次后，继续以同法针灸治疗。10 次为 1 疗程。治疗 1 个疗程后，颈项部僵硬疼痛已明显好转。

后 记

本书前面部分用了较大的篇幅来介绍项痹病的病名源流、病因病机和其与经络的关系，主要是想通过溯古追源、参考和借鉴中医古典文献及现代研究的相关资料，力求还原中医理论在项痹病诊治的临床要点，全面分析其思路和治法，尤其突出传统中医外治法在临床具体运用、推广及研究的价值。通过系统介绍颈部相关的解剖结构、物理检查、影像学检查及定位诊断等内容，旨在进一步明确现代项痹病临证的诊断思路，让读者能更方便、更直观、更清晰地学习和掌握项痹病中西医病机及诊断要点。在具体陈述项痹病治疗方法时，本书对目前临床上运用最多和最常用的疗法进行介绍，如针灸疗法、浮针疗法、针刀疗法、银质针疗法、手法及推拿、中药熨烫、拔罐及放血、牵引及康复等十种治疗方法，主要围绕疗法定义、理论依据、适应病症、操作要点和注意事项或不良反应等内容展开。在针灸疗法中还着重对朱琏针法进行了详细陈述，介绍了其不一样的理论指导、具体的操作方法及常用腧穴。通过对以上治疗方法的介绍，生动展现了项痹病的中医临床治疗特色及其具体运用，使读者对项痹病的临床诊治有了较为全面的了解。另外，为了方便读者理解和运用以上治疗方法，还重点对项痹病相关的病种进行综合描述，从病名、病因病机、临床表现、诊断要点及治疗方法等进行较为全面的介绍和分析，尤其突出多种疗法的临床综合运用，并把全国名老中医韦立富及部分编者的一些临床医案提供给读者分享，希望能让读者更方便地从整个诊疗过程上把握一些常见、多发及疑难的项痹病相关病症的中医治疗，特别是针灸治疗的具体运用。

在介绍项痹病相关病症的治疗部分，病名、病机及诊断的内容主要是参考现代通用中西医内科学、神经病学、骨伤科学及风湿免疫病学，治疗上则主要是参考各外治疗法的相关专著，朱琏针法治疗内容参考《新针灸学》及《朱琏针灸手法图解》的内容。朱琏针法有如下临证特点：在病位分析上，按现代疾病分类系统、解剖位置、生理功能来进行辨病，分析病位的神经节段及其与神经中枢的关系；在病性分析上，从神经调控、神经生理功能的角度来进行疾病状态学分析，以了解疾病分属"兴奋过度"或"抑制过度"的状态；在具体治疗上，按病位分析结果，从神经分布与调控的规律来选用治疗的穴位，遵循局部用穴与远隔部位的全身性用穴配合的原则，按病性分析结果确定相应兴奋型或抑制型的操作方法。综合来看，朱琏针法具有选穴范围广、配穴思路清晰、具体用穴灵活、操作简便等特点，其理论指导能更容易地融入现代生物医学的模式，能更方便地进行中西医的临床对话。以上这些内容，希望读者能结合书中所描述的具体病症及相关医案进行相互对照、理解和融会贯通。

在大力推行"中西医结合""中西医并重"发展的今天，借助项痹病相关病症的现代临证思路和治疗策略综合描述，编者希望本书能成为广大中医爱好者业余学习、技术推广与研究的指导工具书，能为中医及中西医结合医师的临证工作提供良好的服务，也希望能为更好地传承、发展中医事业略做一些探索。

本书从开始编辑到成书历经 6 个多月的时间，由于各位编写委员都是临床一线的中医、中西医结合及针灸专业的医师，日常工作非常忙碌，在工作之余抽空编写本书实属不易，限于编写水平，书中难免存在错漏，敬请各位读者批评指正。

编者

2020 年 10 月